KB215485

# 당신은
# 어떤 색깔입니까?

# 당신은 어떤 색깔입니까?

1판 1쇄 발행 | 2021년 12월 24일

지 은 이 | 이웅희
펴 낸 이 | 이성범
펴 낸 곳 | 도서출판 타래
교정 · 교열 | 박진영
표지 디자인 | 김인수
본문 디자인 | 권정숙

주소 | 서울특별시 영등포구 양평로30길 14, 911호(세종앤까뮤스퀘어)
전화 | (02)2277-9684~5 / 팩스 | (02)323-9686
전자우편 | taraepub@nate.com
출판등록 | 제2012-000232호

ISBN  978 - 89 - 8250 - 144 - 9  03510

진료실의 이야기를
색깔있는 네 글자에 담아냈다

# 당신은
# 어떤 색깔입니까?

## 성 상담실의 뒷이야기

| 이웅희 지음 |

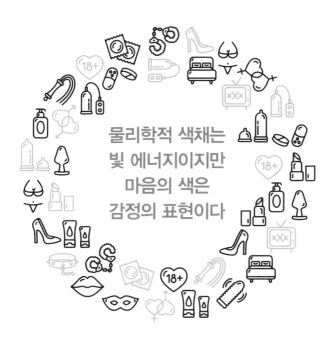

물리학적 색채는
빛 에너지이지만
마음의 색은
감정의 표현이다

도서출판**타래**

# 머리말

사물의 표면에서 빛이 서로 다른 파장으로 반사되는 정도를 시각적으로 느끼는 차이가 감각기관에서 '색'으로 느껴지는 것이니 색이란 실체가 없는 감각적 특성이라고 할까? 즉, 색은 물체의 맛이나 냄새와 같이 뇌에서 합성된 주관적 감각이다.

물리학적으로 색채란 빛에너지이지만 정신분석학에서는 감정의 표현이다. 세상 모든 것이 '색'으로 느껴진다. 빛나는 태양빛과 어우러져 모든 사물과 현상은 고유의 빛을 발하고 있다. 빛과 색이 있어 세상은 아름답고 예술은 더 빛난다. 그 아름다움이 실재하는 것인지 단순한 느낌일 뿐인지는 내게 별로 중요하지 않다. 비뇨기과 진료실에서 갑자기 왜 '색깔' 타령인가 생각하겠지만 나의 성 상담실에는 색깔이 있다.

한자 사전을 찾아보면 '색(色)'은 빛, 빛깔, 색채, 낯, 얼굴빛, 광택, 기색, 모양, 상태, 미색(美色), 색정(色情), 여색(女色), 정욕(情慾), 종류, 화장하다, 꾸미다, 색칠하다 등 10가지 이상의 뜻이 있다. 진료실에 들어오는 환자의 '기색'을 보고 '안색'을 살피고 신체검사에서 신체의 '상태'를 조사하고 어떠한 '종류'의 검사를 진행할지를 결정한다. 성 상담에서는 '정욕' 정도를 파악해 내분비계 호르몬 검사를 추가한다.

필자의 '네 글자' 책은 과거 우리가 알고 있는 네 글자 사자성어가 가진 역사적, 문화적 가치와 품격에 비해 같은 네 글자이지만 서양의 Four-letter words는 주로 저속하고 비하하는 욕설이 주를 이루는 것을 보면서 같은 현상을 보고도 상대적으로 다른 의미일 수 있다는 내용을 인생사에 빗대 써본 글들이다. 이러한 상대성은 '성(性)'에 대해서는 더 그렇다는 생각에 성 상담 진료실 이야기를 『숨 막히는 네 글자』에 담았고 이번에는 상대적 느낌을 '색깔있는 네 글자'로 풀어보았다.

비뇨의학을 전공하고 마음속에 품고 사는 '마음'으로 시작하는 한 음절, 네 글자를 두 번째 책『숨 막히는 네 글자』에 모아보았다. 성기를 다루는 학문에 입문하면서 소중함을 알게 된 '몸(身体)', 우리의 몸 상태를 지배하는 마음 즉, '맘(心态)', 내 전공에 몰두하며 느낀 나 자신의 보람이라고 할 수 있는 '맛(味道)' 그리고 몰두하며 느낀 보람을 상대방과 나눌 수 있는 가치관의 틀이라고 할 수 있는 '멋(风味)'이 그 네 가지다. 그 모두를 지배하는 글자는 역시 4획으로 된 '마음(心)'이라는 글자다.

감각기관에서 느껴진 '색'이 실체가 없는 물체의 맛이나 냄새와 같이 뇌에서 합성된 주관적 감각이라는 전제를 부정하진 못하지만 물리적으로 존재하는 빛과 속성과 함께 진료실에 쌓여가는 '색'과 '색깔'을 모아 '내 색깔'을 표현해보고 싶었다. 코로나 팬데믹 기간에 마스크를 써 숨이 찬데도 비뇨기과 진료실에서 이루고 싶었던 또 하나의 멋진 꿈이다.

CONTENTS

CONTENTS

## 1장

# 호색불음

## 好色不淫

'여색을 좋아하나 음란하지 않다'라는 뜻

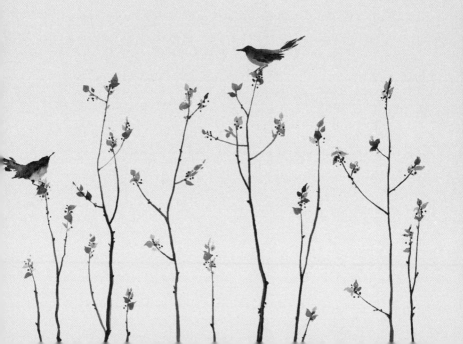

# 색깔있는 비뇨기과

비뇨기과 의사로 진료실에서 느껴왔던 감각적인 색깔을 모아 글을 준비하면서 '빛 색(色)'이라는 한자를 생각하게 된다. 색(色)이 가진 세 가지 사전적 의미는 물리적 현상의 빛, 동질적 특성, 색정이나 여색, 색사(色事)의 서로 다른 색깔의 뜻이므로 '색깔있는' 나의 진료실이라는 표현은 다분히 '성(性)적' 의미에 무게를 둔 중의적(重義的) 제목이다. 다른 임상 과목의 동료 의사들도 독특한 경험과 많은 사연이 쌓였겠지만 어느 진료과목 진료실에서 비뇨기과 상담실과 같이 이렇게 색정과 색사(色事)의 '색깔있는' 이야기가 쌓일 수 있겠는가?

감각기관에서 느껴진 '색'의 주관적 감각, 물리적으로 존재하는 빛과 특별한 속성과 함께 진료실에 간직한 성(性)적 '색'과 '색깔'을 모아 '나의 색깔'을 느낀 대로 드러내본다.

빛 색(色)의 영어 단어는 '칼라'인 줄로 알았는데 국어사전의 외래어 맞춤법에 의하면 '칼라(collar)'는 양복이나 와이셔츠 등의 목둘레 부분이고 내가 그토록 표현하고 싶은 색(빛깔, 개성, 작품의 느낌이나 맛)은 '컬러(color)'란다. 외래어 표기는 정말 어렵다. 어쨌든 '컬러'에는 '성(性)적' 의미는 없다. 하지만 성적 의미가 있는 '컬러(color)'는 여러 개다. '성적' 의미에 무게를 둔 중의적 컬러는 무지개 색상만큼 다양하다.

「주말의 명화」를 흑백으로 보면서도 감동과 에로티시즘을 느꼈던 1970년대를 생각하면 요즘 디지털 환경에 익숙하고 최신 트렌드와 남다른 이색적인 경험을 추구하는 MZ세대(밀레니얼세대와 2000년대 초반의 Z세대)가 각자 주관적으로 물리적 현상의 빛부터 느낌을 함께 할 수 있을지 걱정된다. 중년 환자뿐만 아니라 수많은 MZ세대 환자와 그들의 동질적 특성, 성행동, 성적 가치관을 상담하는 진료실에서 힘들지만 그들과 공감하기 위해 애쓰고 있다. 힘들다고 말했지만 하루를 돌이켜보면 즐겁고 매일 아침 출근길에는 기대감에 가슴이 설렌다. 점심시간에는 입가의 주름이 떨리거나 흔들릴 때도 가끔 있다. 가장 큰 보람이라면 MZ세대인 아들딸과의 대화에 같은 세대 환자와의 상담 이야기를 통해 접점을 찾을 때가 있다는 것이다.

열심히 이야기하다가 MZ세대 환자가 수시로 입에 올리는 "정말요?"라는 대화의 추임새를 흉내내면 아이들과 공감하며 박장대소하기도 한다. 이제 20대 후반인 아들은 주변의 많은 친구를 아버지에게 환자로 의뢰하기 시작했다. 딸은 처음에는 MZ세대와의 성 상담 이야기에 쓴웃음을 지었지만 같은 세대 젊은이들에게 '어떻게 이런 일이!'라며 점점 넌지시 추가 질문을 던지기도 한다.

MZ세대는 집단보다 개인의 행복, 소유보다 공유(대여나 중고시장 이용), 상품보다 경험을 중시하는 소비 특징을 보이는데 단순히 물건 구매에 그치지 않고 사회적 가치나 특별한 메시지를 담은 물건을 구매해 자신의 신념을 표출하기도 한다. 이들은 미래보다 현재, 가격보다 취향을 중시하고 '플렉스' 문화와 명품소비에 익숙하다는 특징도 있다.

그 세대가 성적 행동을 적극 표출하는 시대에 성 상담 진료실은 어떻게 변화했겠는가? 성적, 정신적 조화를 통해 '가치관 공유'까지 함께 해야 하는 결혼문화는 어떻게 변화하겠는가?

상상한 대로 결혼제도가 사라지다시피 하고 그들 나름의 '가치
관 공유' 방법론을 찾아갈 것이고 이러한 변화를 현실에서 그대
로 절감한다.

진료실 상담을 해보니 극단적 사례도 점점 늘어난다. 성의
학자들이 성적 고민을 지칭하는 '말못할 괴물(unspeakable monster)'
이라는 표현이 오랫동안 담아온 짐이라면 성 상담을 하다가 환
자가 내려놓는 성적(性的) 사생활은 필자도 감당하기 힘들 때가
많다. 진료실의 의자도 많이 부러졌고 잇몸을 깨물다가 구강
점막도 많이 상했다. 심각도를 공감하기 힘든 성적(性的) 극단인
'익스트림'도 다수이고 상담 경험을 쌓으면서 많이 훈련했다지
만 매일 상담을 하면서 표정관리를 하기가 힘들고 주름만 늘어
간다.

어차피 '성(性)' 관련 이야기는 죽음에 대한 담론보다 어렵다.
남성의 음경이 수없이 '서고 죽기' 때문이다. 중년과의 성(性) 상
담 과정에서는 성(性)의 상대적 아름다움, 멋지게 성숙해가는
것이 최상의 목표다. 자신의 전반적인 건강상태를 돌아보고 검
진을 통해 '신체적 나이'를 평가해본다. 자신이 느끼는 주관적
'자각적 나이'를 돌아보고 어디쯤 왔는지 환자와 공감해 보는데
보통 달력 나이의 차이를 구분하지 못하는 경우, 성(性)적 성숙

도를 평가하면서 중년의 색깔을 공감하는 과정을 함께 한다.

세대를 뛰어넘어 자신의 색깔을 느끼면서 삶과 함께 한 성(性), 성숙해지며 자신의 마음이 닿아 누리는 성을 통해 성적 행복과 불행의 색(色)이 결정된다. 젊은 시절 상담실에서 만난 순간 기대여명과 비례하는 그 세대의 기대 성(性) 수명을 이해시키는 과정이 상담의 첫 단추가 되곤 한다. 1회용 발기부전 치료제에 너무 일찍 노출되지 않고 자신의 색깔을 찾아가는 과정을 도와주기 위해 노력해본다.


## 빛 색(色): 성애 장면

한자 '빛 색(色)'의 기원은 남녀의 성교(性交)를 본뜬 모습이다. '사람과 사람이 얽힌 모습'을 나타낸 글자다. '색(色)'이라는 글자의 자형은 '엎드린 사람(勹)'과 '꼬리 파(巴)'를 합친 모습인데 윗부분 인(勹)은 '사람(人)이 엎드린 모습'을 다른 문자의 머리에 배치한 것으로 언덕 위의 사람이 포함된 글자인 '위험할 위(危)', 함정에 빠진 사람을 나타내는 '함정 함(臽)' 등에 쓰인다. '꼬리 파(巴)'는 갑골문에서는 무릎을 꿇고 손을 앞으로 내민 모습이므로 이 글자의 자형은 윗부분의 '엎드릴 인(勹)'과 '엎드릴 파(巴)'의 결합이며 이는 곧 엎드린 남녀를 의미해 '성행동'을 표현한 것으로

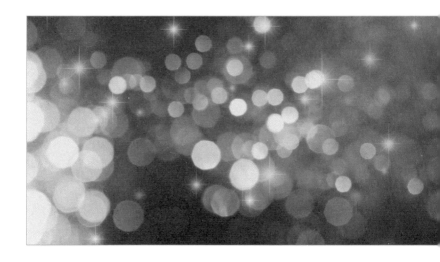

여기는 것이므로 색(色) 자에 있는 '얼굴빛', '정욕', '색채'라는 뜻
도 사실 성관계를 맺으며 붉게 달아오른 얼굴빛에서 유래한 것
임을 알 수 있다. 또한 평상적인 마음일 때는 온화한 '얼굴빛'을
띠지만 성적 감정이나 흥분으로 감정이 격해지면 '얼굴색이 붉
게 변하는 것'을 표출한 것이며 색(色)이 독립문자로 쓰일 때는
'얼굴 빛깔, 성행위'라는 의미에서 나아가 '색채, 용모'로 확장되
어 쓰인다.

 색(色)은 '설문해자'에서 '사람 인'과 '병부 절'로 구성되었고
'안색(顔色)'을 말한다. 하지만 무릎 꿇은 사람(절), 위로 선 사람
(人)이 더해진 모습에 대한 해설로 몸을 편 기쁨과 무릎을 꿇

은 비애가 얼굴에 나타나므로 '顔色'의 뜻이 생겼다고 풀이한
다. 하지만 色에 '빛'이나 '안색'은 물론 호색(好色)이나 색골(色骨)
등과 같이 '성(性)'의 의미에 대해 겹쳐진 엎드린 남녀 형상의
후배위(後背位)의 성애 장면으로 보는 것이 자형에 근접한 해석
으로 판단된다.

호색불음(好色不淫): '여색을 좋아하지만 음란하지 않다'라는
뜻으로 정도(定度)를 넘지 않는 기본적인 가치를 지킨다는 의
미인데 성 상담 진료실에서 성적 가치관이 혼란스러운 분들
에게 처음부터 강조하는 필자의 메시지다.

好色不淫

# 고추 색깔 - 우멍거지

한자 '고초(苦椒)'는 '고추'로 부른다. 발음이 같은 한자로 괴로움과 어려움을 아우르는 '고초(苦楚)'와 구별하기 위해 '고추'로 발음했는지도 모르겠다. 모양 때문에 오래 전부터 '음경'이라는 뜻으로 쓰인 '고추'를 어려움의 동음어 '고초'라고 하기에는 좀 '거시기'했을 수도 있겠다. 어릴 때 맨 처음 배우는 속담 중 하나는 '작은 고추가 맵다'인데 비뇨의학적으로도 팽창계수가 큰 대한민국 고추의 의미를 매일 가슴에 새기게 된다.

중국에서는 고추를 흔히 '라쟈오(辣椒)' 매운 고추라고 쓴다. 중국 음식 '라조기(lajiaoji: 辣椒鷄)'는 산동(山東) 사투리 발음인데 표준 발음은 '라쟈오지'로 매운 고추 닭요리를 말한다. '빼갈(白干儿)'을 비롯해 중화요리 메뉴의 대부분이 산동 말인 것은 중국 산동과의 첫 교류 때문이다. 즐겨 먹는 '라조기' 이야기를 꺼낸 이유가 있다. 우리는 쟈오(椒: 고추)를 '음경'이라는 뜻으로 쓰지만 중국에서는 지(鷄: 닭)가 '음경'이라는 뜻으로 쓰이므로 메뉴판에서 '라조기(辣椒鷄)'를 볼 때마다 직업의식이 발동해 '매운 고추 음경'이 떠올라 웃음이 나오기 때문이다. 실제로 아이들의 고추를 '샤오지지(小鷄鷄)'라고 한다.

지금까지는 빨간 고추 이야기였지만 풋고추가 익으면 빨간 고추가 된다는 것은 상식이다. 빨간 고추로는 고춧가루를 만들고 고추장에 찍어 먹는 녹색 풋고추는 입맛을 돋운다. 고춧가루는 이 고추가 빨갛게 익은 것을 말려 갈아 먹는 것을 의미한다. 고추가 익으면 빨개지는데 이때 고추를 수확해 말려 고춧가루를 생산한다. 고추가 빨갛게 익으면 고추껍질 안의 수분 함량이 줄고 수분이 빠져나간 만큼 껍질이 질겨져 더 건조시키면 온전한 고추껍질이 된다. 풋고추는 수분 함량이 너무 많아 건조시키면 쭈글쭈글해지고 껍질도 질기지 않아 금방 썩어 고춧가루로 만들 수가 없다.

'그 고추'는 '이 고추'의 경우와 어떻게 이렇게도 똑같을까? 인생의 전반기에는 포피가 덮은 고추는 촉촉하고 혈색도 좋다.

성숙하면 포피는 벗겨지면서 건강한 포피는 수분을 잔뜩 머금고 있다. 하지만 '인생 후반기'에는 사정이 달라진다. 과거에는 후반부의 중년남성 갱년기(中年男性 更年期) 시절을 보내는 시기가 짧아 포피가 얇아지고 건조한 상태에서 성기가 위축된 접촉면이 늘고 성적 활동이 증가하는 경험을 해본 적이 없다. 심지어 다시 덮이고 성적 자극 후에는 부어오르고 진물도 난다. 색깔도 전과 같지 않다.

이제는 중년 이후의 성관계가 증가하고 위생적인 세척행위는 오히려 귀두 점막과 포피의 내부를 자극해 피부염이 발생하기도 한다. 갱년기의 포피 트러블 처치가 늘면서 최근 청소년과 중년 갱년기 환자의 포경수술 빈도 비율이 비슷해졌다. '일주일 전의 격렬한 관계 후' 포피 내부와 귀두 부위가 짓물러 병원을 찾는 중년을 진료실에서 일주일에 한두 번은 만난다.

중년 환자의 전립선, 성기능장애 외래 비중이 높아 차이가 있다고 해도 중년이 포경수술을 결정하는 대부분의 이유는 갱년기 이후의 피부 약화와 음경 위축이 동반된 접촉성 피부염, 타 비뇨기과 수술과 동반수술이다.

'아픈 만큼 성숙해진다'를 네 글자로 '포경수술'이라고 한다는데 모두 미소를 짓겠지만 필자는 몹시 못마땅하다. 과거에는 초

등학교 겨울방학 때 아무 이유도 없이 '아픈 만큼' 이를 악물고
이겨내야 하는 통과의례로 여겼지만 더 이상 아니다. 국제보건
기구(WHO)에서 위생과 성병 전파 위험의 감소 개념으로 수술의
필요성에 대한 결론을 내린 후 성의학적 위생, 성적 건강을 위
한 시술이라는 의미가 부여되었다.

포경수술 상담에 동반한 부모님이 궁금해하는 것은 말아서
하는지, 레이저로 하는지다. 초등학생 때 수술을 받으면 얼마
나 '아픈 기억'을 평생 갖게 되는지는 전혀 신경쓰지 않는다. 아
빠는 '천하무적'을 꿈꾸고 엄마는 '좋은 물건'과 '가성비'만 생각
하는 것 같다. 하지만 막상 수술을 받는 당사자에게 가장 문제
가 되는 것은 초등학생 때 수술한 친구들이 그 아픈 기억을 떠
올려 수술하러 가는 친구에게 끊임없이 '넌 오늘 죽었다'라고 공
포감을 조성하는 것이다.

이제 비뇨기과 전문의 선생님들의 의견을 들어보면 대부
분 초등학생 때보다 호르몬에 의해 음모도 나고 피부색도 검
게 변하고 음경의 크기도 변하는 '2차 성징'이 나타날 때 수술
할 것을 권한다. 포피와 귀두가 붙은 상태에서 억지로 벗겨내
면서 수술하면 수술 과정과 치료 과정에서 통증이 심하고 진
물도 많이 나고 무엇보다 수술할 때 디자인하기도 힘들기 때

문이다. 단 한 번의 비뇨기과 방문이 '아픈 기억'이 되기 쉽다. 2차 성징이 나타나면 자연적으로 포피가 벗겨지므로 피부만 벗겨내는 '소매절제술' 시술이 가능해져 국소 마취로도 출혈이나 통증이 없으니 만족감이 높다. 여유 있는 디자인으로 두툼해진 모양은 덤이다.

초등학생 때 수술한 친구들이 그들의 아픈 기억을 바탕으로 '넌 오늘 죽었다'라는 겁주기에 잔뜩 주눅이 든, 음경이 함몰된 중1 학생이 기억난다. 학생의 관심을 돌리기 위해 필자가 어릴 때 우리 3형제 모두 같은 병원에서 수술을 받고 필자만 오후 내내 피가 흥건히 고여 저녁에 마취도 없이 두 번째 봉합 수술을 했던 에피소드를 말해주었다. 그런 '한'이 맺혀 비뇨기과 의사가 되었노라고 큰소리쳤다. 이야기를 풀어가는 중에 수술은 이미 끝났고 일부 포피가 붙어 약간 불편했을 텐데도 뚱뚱한 체격의 학생은 툭툭 털고 일어서며 전혀 아프지 않았단다. 친구들은 다 '뻥쟁이'라며 옷을 갈아입고 인사하면서 "저도 나중에 아들 낳으면 이 병원에서 수술시켜야겠어요!"라고 너스레를 떨어 한참 웃었다. 그 아들이 와 수술할 때를 그려보면서.

지난 겨울에는 비슷한 뱃살에 음경이 함몰된 중학생이 할아버지와 방문해 수술을 받았는데 수술이 끝난 후 뱃살 빼는 이야기를 했더니 눈물을 글썽였다. 다음에 상처를 치료받으러 왔을 때는 초콜릿 한 바구니를 가져왔다. 그동안 엄마 아빠 몰래 숨겨놓고 먹던, 할아버지가 사주신 초콜릿을 이제 끊겠다며 눈물을 글썽였다.

청소년 운동선수들은 정말 바쁘다. 고3 축구선수가 아버지와 목욕하다가 의기투합해 '우리 함께 포경수술하자'라며 손을 붙잡고 왔단다. 순서는 아들이 먼저였다. 수술을 마치고 아버지를 부르는데 진료실 앞에 웅크리고 있다. 자신은 무서워서 그냥 집에 가겠단다.

드래프트가 끝난 고교 야구선수들이 단체로 내원했다. 프로구단에 입단했다는, 엄청난 허벅지를 가진 투수가 가슴을 펴고 친구와 들어와 1타로 수술받았다. 맨 마지막에 누운 내야수 친구는 기가 많이 죽어 있었다. 대학에 진학하게 되었단다. 축하 인사를 건넸더니 요즘은 야구선수가 대학에 진학하는 것이 가장 안 풀린 경우란다. 세상이 많이 바뀌었다. 수술하면서 오늘 온 친구 중 사이즈 '킹! 왕! 짱!'이라고 격려해 주었다. 갈 때는 기분이 많이 좋아졌다.

진료실에 들어온 아버지와 고등학생 아들에게 포경수술의 원리와 2차 성징이 충분히 나타난 아들의 수술이 별 문제 없을 거라고 설명하는데 아버지가 불쑥 말을 끊었다. 수술은 알아서 잘 해주시고 꼭 부탁할 것이 있단다. "지금까지 살아보니 조루가 남자에게 가장 큰 문제더군요. 우리 아들에게 조루예방 수술도 해주세요"라는데 정작 아들은 먼 산만 바라보았다. 당시 헷갈리게도 하필 '조류독감'이 유행했는데 고등학생 아들의 조루예방 수술을 부탁하는 아버지의 안타까운 과거를 물어보는 것은 부적절해 보였다.

포경수술은 '환상절제술(環狀切除術: Circumcision)' 즉, 둘레를 잘라낸다는 뜻이다. 과거 포경수술의 단점을 논하던 의견집단에서 걱정하던 피하 혈관 신경절제에 의한 감각손상, 출혈 등의 합병증은 현재는 시행하지 않는 신생아 포경수술의 곰코(Gomco)나 플라스티벨(Plastibell)과 같은 기구를 사용할 때 가능성이 있었다. 하지만 포피를 그대로 놔두고 관상구 입구의 잘라낼 부위를 동그란 고리 모양으로 절개하고 포피를 귀두 아래로 내리고 포피 내면의 다른 고리 모양 절개를 가해 두 절개선 사이의 포피만 벗겨낸다. 이렇게 절제가위 없이 수술을 진행하는 '소매절제술(Sleeve Dissection)'을 적용하면 잘라내거나 손상

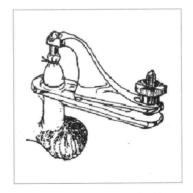

신생아 포경수술에 사용하는
곰코 기구(Gomco clamp)

되는 구조물 없이 오히려 두툼해진다.

필자는 2020년 3월 대한 남성과학회에서 편찬한 「음경 수술」 5장 '포경수술의 합병증 및 대처' 편을 쓰면서 서두에 100년 전 비뇨기과 의사였던 키슬러의 "포경수술은 가장 평범하고 쉬운 수술 중 하나인데도 서툴게 시술하는 경우가 많다"라는 경구를 인용했고 첫 문단을 '포경수술은 창조적 예술'이라며 시작했다. 이는 수술 결과를 판단하는 기준이 의학적이든 할례의식을 통한 것이든 항상 미학적 차원이 적용되고 미용상 또는 기능상 문제가 되는 가장 흔한 경우는 너무 많이 잘랐거나 덜 자른 경우다.

성인의 경우, 성생활 관련 지연 합병증에 대한 불만족 사유를 고려하는 것이 중요한데 국내에서는 성인이 포경수술을 원하는 경우, 과거의 이물질(Foreign Body) 삽입 등 음경 수술 병력과 갱년기 이후의 재발성 귀두포피염 치료를 위한 경우 등 성인의 포경수술이야말로 여러 적응에 따라 귀두를 덮은 음경의 포피를 벗기는 수술이라는 개념보다 성의학적, 비뇨의학적인 음경질환에 대한 고려가 동반되어야 하는 수술이라는 점도 강조했다.

순우리말 '우멍거지 수술', 포경수술은 2차 성징 이후에 이루어지면 아픈 기억으로 남을 이유가 없다. 필자는 포경수술을 '고진감래(苦盡甘來): 아픈 만큼 성숙해진다'라고 표현하는 것에 불만이 있다고 했다. 오히려 '한 번의 수술로 성의학적 성숙을 이루는 과정'이라고 주장하고 싶다. 청소년의 2차 성징이 나타난 후 통증 없이 자신의 건강한 신체 이미지에 대한 병식(Insight)도 가지면서 자신의 위생적 포피 건강을 찾고 성병 예방의 건강한 성생활도 갖게 되는 '일석이조'의 수술이기도 하다. '환상절제술'이란 고리 모양의 포피를 절제하는 것이라고 했다. 2차 성징 이후 건강한 신체 이미지와 위생적 포피 건강, 성적 건강을 가질 수 있다면 환상절제술보다 환상적(幻想的: Fantastic) 절제술이 아닐까?

幻想切除

# 의료코드 – 회색지대

　　　　　　　　　의료코드는 병원에서 긴급 공
지사항이 발생했을 때 쓰는 코드로 색깔로 상황을 알린다.
'색(色)'으로 표현되는 의료코드는 가장 많이 알려진 '코드 블
루'가 심정지 환자 발생을 알리는 원내 방송으로 심폐소생술
(CPR)이 필요한 환자가 발생해 소생술 팀을 호출할 때 대학병
원급이면 거의 매일 대형병원 스피커에서 들리는 호출코드
다. 코드 블루가 발생하면 의사와 간호사는 환자의 생명을
살리기 위해 전력으로 달려간다. 의학 드라마에서 보듯이 의
료진이 달려가지만 생존율은 30~40%로 알려져 있다.

코드 레드: 화재가 발생한 경우다. 가끔 재난대비 훈련용으로 발령해 외래 내원객이 잠시 당황할 때가 있다. 물론 실제 코드 레드라면 매우 심각한 상황이므로 직원의 안내에 따라 침착하게 대피해야 한다.

코드 오렌지: 재난 또는 대량 사상자가 발생한 경우다. 전쟁의 경우에도 경계태세 중 두 번째로 높은 것으로 테러와 같은 고도의 위협이 있을 때 발령하지만 우리가 알아볼 의료는 대량 피해가 발생한 사고, 지진, 해일과 같은 재해사고로 많은 환자가 발생해 내원한 상황을 뜻한다.

코드 그린: 자연재해 등으로 긴급대피 명령이 떨어진 경우로 의료진 사이에서도 안전한 대피가 필요한 상황이다. 병원 의료진의 긴급대피를 포함해 평소에도 응급코드로 훈련해 환자, 의사, 간호사를 대피시킬 수 있도록 한다.

코드 옐로: 환자가 누락되었다는 의미로 대표적인 예로 관리대상인 환자가 제대로 관리되지 않아 감염사태 때 모 병원에서 메르스 의심환자라는 것을 기록하지 않아 병원 내 코드 옐로 발생으로 의료 기록을 다시 검토해 환자를 긴급 이송하거나 긴급 소환했다.

코드 앰버: 유아가 납치된 경우로 앰버는 호박색을 뜻한다.

코드 핑크: 산부인과, 소아청소년과에서 문제가 발생한 경우다.

코드 퍼플: 환자나 방문자가 위험한 행동과 유해한 말을 한 경우다.

코드 블랙: 폭탄테러 위협이나 환자가 밀집되어 의료진과 의료자원이 부족한 경우다.

코드 화이트: 병원 컴퓨터 서버가 오류 또는 마비된 경우다. 코드 화이트의 경우, 전산망 작동 불능 상황으로 일시적인 단순한 문제일 수도 있지만 악성 코드가 침투했거나 외부의 인위적 요인으로 문제가 발생할 경우에 대비한 코드다.

코드 그레이: 지명수배범, 테러리스트 등의 위험인물이 병원 안에 나타난 경우다. 칼을 휘두르거나 난동을 부리는 등 그 유형은 다양하다.

코드 클리어: 모든 상황이 종결되었음을 뜻하며 병원에서 주고받는 응급코드 방송이 코드 클리어라면 일상생활로 돌아가도 좋다는 의미다.


## 회색지대

의료 코드(Hospital Code)의 색깔은 상징 색깔로 의미를 단축한 이미지로 병원의 위급 상황을 빨리 전파하는 방법인 데 비해 비뇨기과 진료실의 '코드 그레이'는 전립선 검진에서 일반적인 전립선질환과 전립선암을 감별해 진단해야 하는 '회색지대(Gray

Zone)'라는 생각이다.

원래 그레이존은 영역이 불분명한 중간지대로 '초강대국의
어느 세력권에 속해 있는지 알 수 없는 지역'을 의미하는 정치
용어 또는 '기업이 추진하는 신규 사업이 기존 법규에 규정되어
있지 않아 규제 적용 여부가 불투명한 경우' 등을 의미하는 경
제용어 등으로 쓰였지만 최근에는 분야를 막론하고 '애매한 영
역'을 지칭하는 용어로 활용된다.

비뇨의학 분야에서도 남성 5위 악성종양으로 전립선암에 대
한 선별검사가 건강검진에서 많이 이루어지면서 전립선암의
높은 수치 문제로 진료실 문을 두드리는 환자가 늘고 있다. 전
립선암 수치(전립선 특이 항원: PSA)가 비정상적으로 높은 환자도 일
시적인 PSA 상승인지 재검 확인하고 일정 기간 관찰하면 몇 가
지 기술적 방법으로 꼭 필요하지 않은 전립선 조직검사를 피할
수 있다. 대학병원에서도 꼭 필요하지 않은 전립선 조직검사를
피하기 위해 대부분 검사 전에 MRI를 시행하고 있다. 필자도
50대 중반이 지나면서 친구들이 전립선암 수술을 받는 과정에
서 자문하다 보니 나 자신도 검진 결과에 신경이 쓰이고 환자들
이 검진 결과를 보며 갖는 걱정도 깊이 공감한다.

어느 날 'PSA 상승' 환자 몇 명을 상담하고 나니 위험인물의

종합병원 출현을 뜻하는 '코드 그레이'가 1차 병원 진료실에서
는 전립선암 수치(전립선 특이 항원: PSA)가 비정상적으로 높은 환자
중 PSA 수치의 정상 상한인 3ng/mL과 전립선암 확률이 높아
지는 10ng/mL 사이의 '회색지대' 환자와의 상담을 지칭하는 '1
차 병원 의료코드'라는 생각이다.

 PSA(전립선 특이 항원)는 전립선에서만 생성되는 단백질로 정액
액화에 관여하는 물질이다. 정액의 액화는 처음에는 젤리 상태
였다가 묽어지는 과정이다. 정자는 질내에서 살아남아 난자와
결합하는 과정에서 중요한 역할을 하는데 PSA는 전립선 조직
특히 전립선, 도관의 내공 상피, 전립선액에 존재하고 전립선
에서만 나오므로 '전립선 특이 항원'이라고 부른다.

 혈액검사 결과, PSA 수치가 높으면 암일 가능성이 있지만
많은 위양성(False Positive)이 나타나는데 단순히 크기가 커진 전
립선 비대증과 전립선염인 경우에도 상승할 수 있다. 그 외에도
성관계, 사정 후 48시간 이내, 방광경 검사, 직장 수지검사 이
후, 자전거 타기와 같은 운동 후, 급성 요폐와 같이 배뇨증상이
악화되어도 PSA 수치가 상승할 수 있으므로 일시적인 결과보
다 주기적인 검사에서 상승 경향을 보여야 한다. 즉, PSA 검사
는 암을 의심하는 데 매우 유용하지만 절대적인 것은 아니다.

전립선암 조기검진 차원에서 모든 남성에게 PSA 검사를 적극적으로 받도록 하는 것은 아직 논란의 여지가 있지만 전립선암이 남성 암 1위인 미국 비뇨의학회에서는 50세 이상부터 PSA 검사와 직장 수지검사를 매년 시행할 것을 권고 중이며 특히 가족력이 있는 흑인은 40세 이상부터 검사를 받을 것을 권고하고 있다. 고려할 인자 중 연령에 따른 PSA 결과의 기준치도 나이가 들수록 정상 기준치도 높아진다.

50~64세: 3.0ng/ml 이하

65~69세: 3.5ng/ml 이하

70세 이상: 4.0ng/ml 이하

60대 후반인 친구 두 분이 소개로 전립선암 검진 결과에서 전립선암 수치(PSA)가 비정상적으로 높아 상담을 받으러 오셨다. 한 분은 PSA 9.0ng/ml로 회색지대에서도 매우 높은 수치였지만 정상 크기보다 약 다섯 배나 커진 전립선 비대증으로 진단되어 약물치료를 시작했다. 다른 한 분은 크기는 약 두 배인데 두 번 검사하는 동안 5.0~10.0ng/ml을 오르내리면서 전립선염 소견도 없었다.

재검할 때마다 위양성 결과의 가능성은 성관계(사정) 후, 염증, 자전거 타기와 같은 운동, 배뇨증상이 나빠졌을 때 생길 수 있다고 말씀드렸는데 두 달 후에야 알게 된 사실은 나이차가 많은 아내와 주 3회 이상 성관계를 지속하고 있다는 것이었다. 일주일간 어렵게 금욕한 후 검사한 PSA 수치는 정상으로 내려와 있었다.

    50대 중반의 환자가 과음, 과로한 후 소변이 자주 마렵고 통증도 있고 39℃ 고열까지 발생해 내원을 했다. 과거 전립선염 병력이 있던 환자에서 발열이 동반되는 급성 전립선염이 발생하면 PSA 20~30ng/ml 이상까지 흔히 오른다. 코로나 팬데믹 상황에 고열환자가 1차 의료기관에서 진료받기도 어려워 환자들은 2중으로 고생이다. 전립선염 병력 환자들은 증상이 악화되어 비뇨기과 진료실을 찾지만 처음 발생한 급성 전립선염 환자는 발열이 두려워 내과 병원을 전전하다가 어렵게 의뢰되어 오기도 한다.

    80대 초반의 환자가 수면 도중 몽정으로 당황해 손으로 요도 부위를 압박해 참은 후 열이 나고 소변이 심한 빈뇨와 급박뇨가 생겨 내원을 했다. 사정 참기에 의한 전립선관 역류에 의한 급성 전립선염으로 PSA 40ng/ml 이상 상승하고 몇 주 동안 항생제를 복용하고 전립선 약물을 꾸준히 복용한 지 3개월 후 서서히 안정되기 시작했다.

80대 후반의 가벼운 치매환자는 전립선 수술을 받은 후 급박뇨가 있는 상태에서 추운 야외에서 길을 잃고 기저귀를 한 상태에서 소변을 물리적으로 반복적으로 참은 후에 급성 전립선염이 발생해 내원했는데 안정화까지 6개월이 걸렸다.

코로나 팬데믹의 감염질환 정보를 홍보하면서 이제 기저질환이나 인체의 면역 반응에 대한 일반적인 이해도가 높아졌지만 상대적으로 면역상태의 변화가 비뇨기계 합병증을 일으키거나 물리적 압력과 단순 염증반응이 전립선암 검진에 영향을 미칠 수 있다는 데 유의하면 건강검진 결과에 당황하지 않을 수 있다.

'회색지대' 결과에 대한 해석과 고민은 의사에게!

灰色地帶

# 최고의 색 – 최애색

이제 일상에서 카톡이나 SNS
에서 매일 사용하는 가장 많은 의사표시는 '최고에요', '엄지
척' 이모티콘이 아닐까? 내가 가장 좋아하는 최고의 컬러, 최
고의 색을 신세대 표현으로 '최애(最愛)하는' 색이라고 한다. 대
화가 통하려면 자신이 가장 좋아하는 만화, 드라마, 애니메
이션 등의 등장인물 중 최고로 아끼고 사랑하는 캐릭터는 '최
애캐(最愛 Character)'라고 표현할 줄 알아야 한다니 머리가 지끈
거린다. 이렇게 한자와 영어로 줄임말을 쓰려면 차라리 필수
한자는 써도 좋지 않을까?

'가장, 제일, 으뜸, 최상(最上)'을 뜻하는 최고(最高)의 '가장 최

(最)'는 감투 모양(日: 冒) 안으로 귀를 잡은 모습(取: 가질 취)이 원형이다. '가질 취'는 전쟁에서 유래한 한자로 적의 귀(耳)를 손(又)으로 잘라 취한다, 빼앗는다는 뜻이다. 그래서 '모자를 취하다' 즉, '모자를 빼앗다'라는 '最' 자는 후에 모자를 '관직'에 비유하면서 실력이 뛰어나 '관직을 얻은 사람'이라는 뜻이 되었다. '한 자리' 하시는 양반들이 다 무시무시한 분들이라는 생각이다!

## 내가 가장 좋아하는 색(最愛色)은?

색은 무엇을 의미하는가? 인간이 보는 것 즉, 시각의 중요한 특성 중 하나다. 화학에서는 색이 염료이며 물리학에서는 색을 분광적 조합이라고 한다. 색은 물리적 자극이며 일상생활의 전반적인 질에 영향을 미친다. 와그너 색채연구소의 와그너(C. Wagner) 소장은 색 또는 색의 인식에 영향을 미치는 요소로 유전, 학습, 지역, 빛, 기후, 경제적 수준 등을 지적한다. 인간의 내분비선 체계는 부모로부터 물려받은 신경전달 체계 때문에 특정 색에 특정 방식으로 반응한다. 그런데 사람들은 과거에 경험한 사건에 의해 특정 색을 좋아하거나 싫어하게 되며 각기 다른 지역에서는 특정 색에 대한 문화적 태도가 다양한 형태로 나타난다는 것이다.

1년 중 '4계절'은 특징적 기온과 명암 비율이 있으므로 색의 인식에 영향을 미친다. 심지어 화이트칼라(White Collar), 블루칼라(Blue Collar)와 같이 특정 색은 경제적 지위를 나타낸다. 우리는 색채 용어로 자신을 묘사한다. 소속 집단이나 계층뿐만 아니라 느낌도 표현한다. "I'm feeling blue(지금 우울하다)", "I'm seeing red(지금 화가 난다)", "I'm turning green envy(몹시 질투난다)"와 같이 말할 때 각각의 색은 우울, 분노, 질투를 상징한다.

물리학에서 색채는 빛에너지이지만 정신분석학에서는 감정 표현이다. 경영학에서 색은 마케팅이지만 예술에서 색은 미적 표현이다. 우주 삼라만상은 온통 색으로 이루어져 있다. 인공적인 색이든 자연색이든 세상은 색채 그 자체다. 빛나는 태양 빛과 어우러져 모든 사물과 현상은 고유의 빛을 발한다. 빛과 색이 있어 세상은 아름답고 예술은 더 빛난다. 색채는 전 세계적인 시각언어이자 사회심리학적 도구이자 과학이고 기술이다. 색채는 예술인 동시에 마케팅이며 인류문화의 척도다.

처음 무지개를 바라보며 매우 날카롭고 분석적으로 모든 가시광선의 스펙트럼을 분리해 보는 것은 불가능에 가깝다. '다채롭다'라는 생각만 들 뿐이다. 보통 무지개의 일곱 색 중 밝은 색부터 빨강, 노랑, 녹색, 파랑, 보라 정도가 느껴지는데 남들이 '빨주노초파남보'라고 할 때야 비로소 '그런가 보다'라고 생각하고 눈에 들어오는 느낌 아니던가?

우리는 '우리가 본다고 생각하는 것'을 본다. 이는 우리가 그냥 보는 것이 아니라 '우리가 뭔가일 거라고 생각하는 것'을 본다는 의미다. 뇌의 생리에 관한 데이비드 이글먼의 『더 브레인』에서도 촉각이나 후각 등의 감각은 느낀 후에 정보가 뇌에 들어오는데 시각만큼은 뇌에 있는 기존 정보를 통해 우리가 생각하는 것을 본다는 이론이 나와 있다.

태양광선의 따뜻한 빛을 느끼는 데 만족하던 인류에게 뉴턴은 1665년 무렵 최초로 색이라는 유명한 현상을 탐구해 색은 물체에 있는 것이 아니라 그 물체를 비추는 빛의 작용이라고 생각하게 되었다. 즉, 빛이 주위를 밝혀 사물의 색을 드러내는 것이 아니라 빛이 바로 우리가 보는 색의 근원이라는 것이다. 빛을 받은 물체의 물리적 속성이 그 물체를 비추는 빛에 반응해 특정 광선은 흡수하고 다른 특정 광선은 반사해 색의 감각을 만들어내는지에 따라 색을 보게 된다. 뉴턴 이론에 추가된 사실 중 가장 중요한 것은 빛이 반사되었을 때 생기는 '색의 감각' 부분이다.

사실 무지개색의 연속성을 잘 구분하지 못하는 필자는 사과, 오렌지, 귤, 레몬 등의 새콤달콤한 느낌의 연속 컬러가 '무지개

색'이요, 시퍼런 색이 그 옆에 붙어 '무지개다움을 만들어낸다'
정도로 색을 받아들인다. 시퍼런 색부터 보라색까지『온 컬러』
라는 색채 도서를 읽어보니 재미난 '색채' 이야기로 가득하다.

파란색과 관련 있는 감정과 가치의 다양성도 관심을 끈
다. 영어에서 파란색은 가장 자극적이면서 blue movies(도색영
화), 청교도적이고 blue laws(엄격한 법률), 제멋대로 talk a blue
streak(마구 지껄이다), 절제되고 blue penciled(검열당한), 충격적이
면서 a bolt from the blue(청천벽력), 안심시키고 true blue(충
실한), 때로는 위압적이면서 blue blood(귀족) 때로는 얕보이고
blue collar(블루칼라), 기쁘고 my blue heaven(파란 천국), 만족스
럽지만 blue ribbons(최우수) 그럼에도 실망스럽고 좌절할 때가
blue balls(성욕을 충족시키지 못함) 많다. 무엇보다 파랑(blue)은 쓸쓸
하고 우울하고 울적하다. 파란색에 얽힌 이러한 의미는 유럽에
서 시작된 것으로 보인다.

의학용어인 '청색증(靑色症): Cyanosis, Cyan(청색)'은 파란색
을 뜻하는 그리스어에서 왔다. 청색증이란 혈중 산소농도 부족
으로 피부가 푸른색을 띠는 증상을 말한다. 파란 아기(blue baby)
란 사내아이가 아니라 남자아이든 여자아이든 심장질환을 안
고 태어난 위태로운 갓난아기를 말한다.

**40**

## 쪽빛 염색: 인디고

색을 물질이 아닌 빛으로 보도록 색의 개념을 바꾼 것이 뉴턴의 위대한 업적이라고 했는데 인디고만큼은 고집스러운 물질성에서 벗어나지 못하는 것 같다. '인디고(Indigo)'는 '인도에서 온'이라는 뜻의 그리스 단어에서 왔다. 실제로 인도에서 온 것은 '인디고페라'라는 식물과 염료를 생산하는 전통 기법이다. 인디고는 세상에서 가장 귀중하고 널리 사용되는 염료가 되었고 인디고로 염색한 천은 어디서나 사랑받았다. 인디고 염색은 염색용 통에서 꺼낼 때는 연두색인데 공기와 접하는 순간 눈부신 파란색으로 바뀌고 염색한 천은 시간이 흐르면서 점점 부드럽고 옅은 색으로 변한다.

누구나 빛바랜 청바지로 경험한다. 인디고 물질을 함유한 식물에서의 추출은 풀단을 베어 물에 넣고 발효시킨다. 보통 알칼리성 물질을 통에 추가해 발효를 촉진하고 발효 과정을 거치면 풀에서 화합물이 나오는데 그 풀에서 분리해 공기와 접촉시키면 염색물질(인디고틴: Indigotin)이 생긴다. 실제로 건조된 염료로 염색하기 위해서는 인디고 가루를 알칼리 용제에 녹여야 하는데 보통 소변을 사용한다. 매뉴얼에는 사춘기 이전 남자아이의 소변이 가장 좋다고 적혀 있는데 비뇨기과 의사의 소견으로 사춘기 이전 남녀의 소변에 차이가 있는지 의문이다.

전통 염색공예가의 말에 의하면 진한 농도의 소변이 용제로 적합하고 인디고를 용제에 녹일 때 손으로 문질러 푸는 것이 가장 좋다니 요즘 청바지야 그런 염색을 하지 않지만 과거 인디고 염색공이 얼마나 고생하며 쪽빛 염료와 씨름했을지 생각하니 안쓰럽다.

비뇨기과에서 방광 내시경 도중 요관을 찾을 수 없을 때 사용하는 염료도 푸른색 인디고다! 의학적으로 색소 내시경에 사용되는 '인디고 카민(Indigo Carmine Sodium Indigotin Disulfonate)'은 일반적으로 안전하며 생물학적으로 비활성 물질로 정맥에 주사해 방광 내 소변이 배출되는 요관의 개구부를 확인하기 위해 내시경 수술로 처음 사용한 청색 염료다.

## 형형색색(形形色色) 오화팔문(五花八門)

천태만상! 우주 삼라만상은 온통 색으로 이루어져 있다. 인공적인 색이든 자연색이든 세상은 색채 그 자체다. 빛나는 태양 빛의 흡수와 반사로 모든 사물과 현상은 고유의 빛을 발한다. 빛이 있어 세상은 아름답고 예술은 더 빛난다.

성(性)을 색(色)으로 표현한 성 소수자의 '무지개 깃발(Rainbow

Flag)'에서 분홍은 성적 취향, 성 정체성, 빨강은 생명, 삶, 주황은 치유, 노랑은 햇빛, 태양, 초록은 자연, 청록은 예술, 남색은 화합, 보라는 정신, 영혼을 의미한다. 색의 인식에 영향을 미치는 유전, 학습, 지역, 기후, 사회문화적 요인을 생각하면 필자의 머릿속에는 색이 물체에 있는 것이 아니라 그 물체를 비추는 빛의 작용이라고 생각하고 빛이 바로 우리가 보는 색의 근원이라고 우리가 보는 색을 미분 처리한 뉴턴이 원망스럽다. 단지 태양광선의 따뜻한 빛을 느끼고 고마운 에너지원으로 남기고 싶다.

'삶의 의미'와 '색의 의미'를 대조할 생각으로 이 책을 시작했다. '색(色)'의 세 가지 사전적 의미가 교차하는 '당신은 어떤 색깔입니까?' 이야기를 쓰게 된 동기가 바로 마음이 닿아 느끼는 색에도 서로 다른 색(色)의 뜻이 헷갈릴 때가 있어서라고 했다. 성(性)의 세 가지 색(色)의 사전적 의미, 물리적 현상, 동질적 특성, 색정이나 여색, 색사(色事)의 서로 다른 다양한 색깔의 뜻을 상황에 따라 느끼고 적용하면 우리 진료실의 색(色)이 그때그때 환자들의 '최애(最愛)' 색과 교감할 수 있을 것 같다.

너의 색깔, 나의 색깔

성관계는 너의 색깔과 나의 색깔의 교감이다. 빛을 받아 특
정 광선은 흡수하고 다른 특정 광선은 반사해 색깔을 만드는 물
리적 색에는 교감이 없다. 그런데도 흡수와 반사를 분석해 모든
색깔에서 하나가 부족하다고 우울증을 가진 사람과 단지 빛 자
체로 받아들이고 만족하고 성적 행복을 느끼는 모습을 보는 것
이 '색깔있는 비뇨기과'에서 접하는 안타까움이다. 자본주의 사
회의 상대적 빈곤과 사회주의 사회의 절대적 빈곤을 투영해 보
는 것 같다.

색채학자의 오랜 연구 결과, 선호 색에 따른 전형적인 성격
특징을 밝혀냈다는데 색채 성격의 특징을 파악하기 위해서도
한 가지 색상만으로 그의 모든 성격을 파악할 수는 없으며 세
가지 색을 선택하라고 한다. 최고의 색(色)을 하나만 고집할 필
요는 없다.

당신의 최애색(最愛色) 세 가지는?

千姿百态

# 색의 의미 – 삶의 의미

## 생의(生意): 장사, 영업, 사업, 거래, 직업

'삶의 의미'는 삶과 실존의 목적과 의의(意義)를 다루는 철학적 의제를 이룬다. '우리는 왜 여기에 있는가?', '삶이란 무엇인가?', '모든 것의 의미는 무엇인가?' 이에 대해 많은 철학적, 과학적, 신학적 고찰 대상으로 다양한 문화와 이데올로기를 바탕으로 답을 추구한다. 인간 중심적 접근으로 '삶의 의미는 무엇인가?'라는 질문에 대해 중국인은 '하는 일' 즉, '직업'이라고 명쾌하게 답한다. 정말 현실적이다.

중국어 '生意'는 단지 장사, 영업, 직업으로 사용되는 단어이지만 '무슨 일을 하십니까?'와 같이 직업을 물을 때 흔히 쓰는 '일'은 공작(工作)이다. '대남공작(對南工作)'은 '특정 목적으로 남한에 대해 일을 꾸미다'라는 섬뜩한 단어다. 조선 민주주의 인민공화국(朝鮮 民主主义 人民共和国)과 중화 인민공화국(中華 人民共和國)이 같은 공산주의 국가이다 보니 정치적, 문화적 배경에서 북한에서 사용되는 단어가 '중국어 단어를 그대로 사용하는 경우'가 훨씬 많다고 느껴진다. 공작인원(工作人员)은 '스포츠 경기요원, 워킹 스태프'라는 뜻이고 노력공작(努力工作)은 '열심히 일하다'라는 뜻이다.

반면, 우리는 '생업(生業)', '직업(職業)', '작업(作業)' 등의 단어를 많이 사용한다. '업(業)'이라는 글자는 원래 글자 전체가 옛날 악기(樂器)인 종이나 북을 거는 도구(道具)를 본뜬 것이다. 특히 그 윗부분의 가로 판자(板子) 모양을 따왔다. 이 모양의 글자가 나중에 '큰 널빤지'에서 '기록하는 널빤지', '문서(文書)'나 '일'이라는 뜻이 되어 '하는 일'이라는 뜻의 한자가 되었다. 우리가 말하는 '생업(生業)'이라는 단어가 있지만 일상생활에서 '장사, 영업, 사업'의 의미로는 압도적으로 '삶의 의미'의 단어를 뜻하니 생업의 '업' 글자를 생각하고 삶은 '악기연주'로 생각하며 살아가야 할 것 같다.

열 살짜리 아이는 이 세상이 10년 전에 만들어진 줄로 알지만 참된 스승을 만난다면 새로운 세상은 바로 그때부터 시작된다는 것을 깨우칠 수 있다. 세상을 살아가는 의미는 내 마음이 움직일 때 비로소 깊은 의미를 깨닫기 때문이다. 아무리 화려한 빛을 발하는 단풍도 울긋불긋한 색으로만 받아들인다면 무슨 가치가 있겠는가. 몸이 너무 아파 견딜 수 없는데 아름다운 그림이나 재미있는 영화가 눈에 들어오겠는가. 내 마음이 향하는 곳, 내 마음이 가 있는 곳에서 세상이 존재하고 의미가 생긴다. 따라서 세상을 바라보는 내 마음의 상태에 따라 세상이 달라진다. 내가 기쁘면 세상도 즐겁고 내가 슬프면 세상은 비극으로 가득 차 있다. 내가 너그러우면 세상도 아름다워진다. 세상은 언제나 한결같다. 다만 내 마음이 닿아 행복과 불행의 색(色)을 결정할 뿐이다. 가을이 오면 단풍 구경을 가고 싶어진다. 가을 단풍의 울긋불긋한 아름다움에 취해 마음이 움직였다면 어느 색(色)으로부터 감동을 받을까? 단풍은 한결같은데 내 마음이 닿아 마음을 움직이는 아름다운 색이 존재하는 것이다.

국어사전의 '색(色)'은 ① 빛을 흡수하거나 반사한 결과, 나타나는 사물의 밝고 어두움이나 빨강, 파랑, 노랑 따위의 물리적 현상, ② 같은 부류가 가진 동질적 특성, ③ 색정이나 여색, 색사(色事)를 뜻한다. 마음이 닿아 느끼는 색에도 ①, ②, ③ 서로 다른 색(色)의 뜻이 헷갈리는 경우가 있다.

'마음에 없으면 보고 있어도 보이지 않고 듣고 있어도 들리지 않으며 먹어도 그 맛을 모른다.' 즉, 할 마음이 없으면 어떤 일을 해도 참된 성과를 거둘 수 없다. 이것을 '수신(修身)은 마음을 바르게 하는 데 달려 있다'라고 하는 것이다(心不在焉, 視而不見, 聽而不聞, 食而不知其味. 此謂修身在正其心, 「대학」〈정심장(正心章)〉).

'아는 사람은 좋아하는 사람만 못하고 좋아하는 사람은 즐기는 사람만 못하다(知之者, 不如好之者; 好之者, 不如樂之者).' 공자 말씀에 뭔가를 좀 아는 사람이 좋아하는 경지에 이르고 좋아하는 수준에서 즐길 줄 아는 단계에 오르는 '마음'과 '하려는 열정'에 달려 있다는 뜻이다. '마음 심(心)'은 '뜨거운 가슴'이다. 이 말씀은 '뭔가를 좀 아는 사람'이 경지에 오르기 위해서는 바른 마음으로 정진해 진정으로 좋아하는 느낌을 맛보아야 하는데 수준에 맞지 않는 자기 판단으로 그 느낌을 놓치기 쉽다.

30년 전 성의학을 '성기(性器)'를 다루는 학문에 입문한 것으로 착각하고 '몸(身体)'을 일으켜 세우는 데 집중하다 보니 죽음에 대한 담론보다 부담스러운 '성(性)'에 대한 이야기의 이면에는 수없이 '서고 죽는' 남성들의 숙명이 자리하고 있다는 생각이다.

이번에 필자는 성(性)을 표현하는 다른 한 음절 단어인 색(色)을 제목으로 이 책을 구성하면서 그동안 절실히 느껴온 몸 상태를 지배하는 마음 즉, '맘(心态)', 성의학에 몰두하며 느낀 나 자신의 즐거움 '맛(味道)', 느낀 보람을 상대방과 나눌 수 있는 가치관의 틀인 '멋(风味)'을 한 번 더 느끼고 싶었다. 이를 알아가는 과정이 바로 언제나 한결같은 성(性)을 세 가지 색(色)의 사전적 의미, 물리적 현상, 동질적 특성, 색정이나 여색, 색사(色事)의 서로 다른 색깔의 뜻으로 헷갈리지 않는 방법일 것이다. 내 마음이 닿아 느끼기에 충분한 색(色)의 아름다움에 집중하고 싶다.

성(性)의 상대적 아름다움, 멋지게 성숙해가는 것이 성의학 진료실의 최고의 목표다. 자신의 전반적인 건강을 돌아보고 검진을 통해 '신체적 나이'를 평가해 본다. 자신이 느끼는 주관적인 '자각적 나이'를 돌아보고 어디쯤 왔는지 환자와 공감해 보는데 보통 달력 나이에서 15년을 빼 마음에 느끼는 분들이 많다. 마지막으로 '심리적 나이'의 성적 성숙도를 평가하면 중년의 색깔, 노년의 색깔을 느낄 수 있다. 삶과 함께 한 성(性), 성숙하며 자신의 마음이 닿아 누리는 성을 통해 성적 행복과 불행의 색(色)이 결정된다.

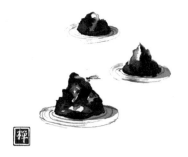

心不在焉

## 2장

# 주색잡기

## 酒色雜技

술과 여자(女子)와 노름을 아울러 이르는 말

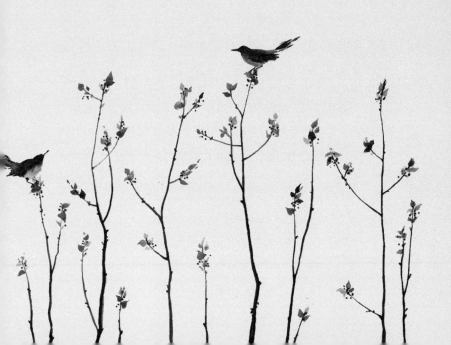

# 야동 색깔 - 도색영화

중국인이 유달리 붉은색과 노란색을 좋아하고 노란색은 황금과 고귀한 신분을 상징한다는데 황색은 '퇴폐적, 외설적, 선정적' 등의 의미로 가끔 '야동'을 표현하기도 한다. 중국의 역대 왕조마다 오행의 원리로 한(漢)은 전·후기 각각 황색과 홍색, 당(唐)은 황색, 송(宋)은 홍색, 원(元)은 백색, 명(明)은 홍색, 청(淸)은 흑색 등을 상징색으로 사용했다. 중국 공산당은 국민당 정부의 상징색이던 백색을 싫어해 국공내전 당시 국민당이 통치한 지역을 '백구(白區)', 국민당을 '흰 강아지(白狗子)'라고 얕잡아 부르기도 했다.

중국 남성은 특이하게도 녹색 모자를 쓰지 않는다. '녹색 모자를 쓰다(戴綠帽子)'라는 표현은 '지금 내 아내가 다른 남자와 바람을 피우고 있다'라는 뜻이기 때문이다. 당나라 때 한 여인이 다른 사내와 통정하던 중 외출한 남편이 갑자기 집에 돌아왔다. 다급히 사내를 숨긴 여인은 논에 물을 대러 다녀오라며 남편을 밖으로 내몰았다. 눈치를 챌까 봐 날이 더우니 햇빛을 가리라고 수박껍질로 녹색 모자를 만들어 씌워주었고 남편은 아무것도 모른 채 집을 나선 데서 유래했다고 한다.

사회주의 국가 중국의 상징은 피와 혁명을 상징하는 홍색이다. 중국 곳곳에 걸린 간판과 현수막이 온통 붉은색으로 치장된 모습에 어지러울 지경이다. 중국어 인터넷 용어는 '그물 망(网)' 자를 사용해 만드는데 '망홍점(网红店)'은 인터넷에서 뜨겁게 뜨는 붉은 유명한 가게, '망홍미녀(网红美女)'는 인터넷상의 뜨거운 붉은 미녀(얼짱), '망락홍인(網絡紅人)'은 온라인을 뜨겁게 달구는 붉은 인플루언서를 뜻하니 붉은 홍색(红色)은 온라인과 오프라인을 가리지 않고 과도하게 사용되고 있다.

인터넷과 동영상에 익숙한 MZ세대 사이에서는 역사의 뒤안길로 사라진 도색잡지(桃色雜誌) 'Playboy'도 본 사람이 드물 텐데 '도색잡지'라고 하면 그 뜻을 알기 어려울 것이다. 1953년 마릴린 먼로를 표지 모델로 내세워 휴 헤프너가 최초로 창간한 '플레이보이'도 여성 누드 사진과 성 관련 내용을 파격적으로 다루면서 성인잡지의 대명사로 불렸지만 2016년 3월호부터는 누드를 싣지 않았다. '도색(桃色)'이란 복숭아꽃의 연한 분홍색으로 색정을 뜻한다. 젊은이들은 '황도 복숭아'에서 '도'가 복숭아색이라는 것을 짐작만 할 것 같다.

컬러 TV 이전의 흑백사진과 TV, 영화가 사랑받던 시절이 있었다. 그런 화면을 '흑백'이라고 부르지만 사실 화면의 대부분은 회색이었으니 회색의 에로티시즘 시절도 있었던 것이다. 동양에서 복숭아색으로 느꼈던 '도색'이 과연 역사적으로 포르노그래피 이미지에서는 어떤 색으로 묘사되었을까? 이유는 모르지만 포르노 영화는 영어로 '파란 영화', 스페인어로는 '녹색 영화', 일본어로는 '분홍 영화'라고 부른다. 중국어로 에로물은 '색정편(色情片)'이라고 표현하는데 '황색영화(黃色电影)'라는 표현도 사용한다. 여기서 황색(黃色)은 노란색이지만 퇴폐적, 외설적, 음탕한 이미지로 쓰인다. 나라마다 느끼는 야동 색깔의 이미지가 어떻게 이렇게도 다를까?

한 신혼부부가 아내의 예약으로 진료실에 들어왔다. 30대 초반인 신부, 30대 후반인 남편은 결혼 직후부터 성관계가 불가능했다. 20대의 대부분을 야동과 혼자만의 자극에 몰두했던

신랑은 한 업소에서 성 경험을 한 후로 수동적인 성적 자극에만
의존해 성적 만족을 느끼는 상태였다. 그의 성적 성숙은 유아기
임에도 불구하고 자신의 성적 이상형과 매춘적 상대방과의 혼
동 속에 성적 노력이 소극적이라는 이유로 기능장애 원인의 화
살을 신부에게 돌리고 있었다. 신부는 애타게 자신이 보완해야
할 역할을 질문하는데 걸음마부터 배워야 할, 40살을 앞둔 신
랑의 얼굴을 보니 한숨부터 나왔다.

40대 초반의 동갑내기 커플이 심각한 얼굴로 진료실에 들어
왔다. 아내와 남편은 정상적인 맞벌이 직장생활을 하는, 외형
적으로는 건강한 부부였다. 2년 전 결혼한 이 부부의 속 사연을
들어보니 기가 막혔다. 부부는 결혼 후 한두 번의 성관계로 임
신해 아기를 낳게 되었다. 그러던 지난 연말, 남편은 야동을 보
며 몰래 자위행위에 몰두했고 지금은 만족감이 작은 부부관계
는 중요하지 않다며 공개적으로 몰두하게 되었다. 의무방어전
과 같은 아내와의 성관계는 발기의 강직도를 유지하기 어려워
자위행위에 충실하고 싶다고 했다.

또한 충분한 강직도로 자위행위를 매일 꾸준히 할 수 있으므
로 자신은 성기능장애 환자가 결코 아니라고 주장했다. 환자는
'자기애적 성향(自己愛的 性向)'으로 기질적인 성기능장애는 동반되

지 않았더라도 아내와 자신의 성적 환상 차이가 너무 커진 심각한 상태였다. 상담을 통해 결혼생활을 유지하는 부부관계에서 아내의 성적 만족에 대한 배려가 없는 성생활의 문제점을 인식시킨 지 한 달 후 면담에서 더 황당한 사건이 벌어졌다.

직접적인 관계는 해야겠고 성적 환상은 필요하니 동영상 모니터 앞에서만 성관계를 고집하는 상황이 된 것이다. 이 상담은 꽤 오래 전 일이어서 요즘 같은 모바일 시대에는 슬쩍 침대 위에서 해결하고 피해갈 수 있을지도 모르지만 적절한 성적 성숙 과정이 얼마나 중요한지를 실감했고 남편의 성적 성숙도로 미루어 결혼생활을 유지하기는 어려워 보였다.

성기능장애 환자 중에는 야동과 자위행위 '혼자: 혼자 자극(刺戟)'에 빠져 발생하는 '지루증' 환자도 증가하는 추세인데 이것도 자극의 강도가 훈련된 역치에 미치지 못하는 성기능장애라고 할 수 있다. 음란물의 폐해가 청소년에게 미치는 것을 세상 사람들이 안타까워하는 동안 청장년 '혼자'들의 야동 유발 성기능장애라는 심각한 결과를 초래하고 있다. 성인이라도 야동에 반복 노출되는 것은 '19금 성인 인증'이 통과되었다고 안전한 것이 절대로 아니다.

성인이 만든 야동의 폐해가 어린 학생에게까지 고스란히 전해져 대규모 초등학교 성범죄가 일어난다는 소식에 놀라움을 금할 수 없다. 뒤늦게 차단장치를 하느니, 교내에 폐쇄회로를 설치하느니 떠들어대지만 전 국민이 접하는 야동은 차고 넘친다. 청소년의 피해가 크다고 모두 걱정하지만 비뇨기과 진료실에서 성기능장애 환자들을 만나보면 야동에 노출된 성인에서도 이제 누적된 피해가 나타나고 있다.

성의학회에 보고된 야동에 노출된 성인에서 나타나는 '성도착증'과 '강박적 성행동'은 네 가지 형태로 나타난다. 이는 이성 관계를 형성한 사람에서 반복적으로 장시간 야동에 노출되었을 때, 성 상대자와 동떨어진 감정적 불륜행위에 노출된 결과로 설명될 수 있다. 또한 반복적으로 변태적인 성행위에 노출됨으로써 정상적인 자신의 성행동 감각을 잃거나 외형적 성기에 대한 망상을 가질 수도 있다.

1. 성 상대자와의 친밀감 속에 이루어지는 성행동에 대한 성욕 저하: 욕구 저하는 자신의 성 상대자와의 행위뿐이며 오히려 자위행위나 성적 공상은 너무 지나쳐 자신의 생활 리듬은 지쳐간다. 성 상대자에 대한 성적 배려도 사라지므로 1차적으로 관계 갈등으로 표출되어 2차적인 심인성 발기

부전도 동반된다.

2. 선택적 발기부전: 성교 도중 발기 강직도 유지가 힘들어진
   다. 자위행위를 할 때는 정상적인 강직도를 유지하고 만족
   하는 현상이 나타나는 '자기애적 성향'에 빠지기 쉽다. 성
   상대자와의 불만족스러운 성관계를 점점 회피하고 자위행
   위에 더 몰두하는 경우가 많다.

3. 지루증: 성 상대자의 질내 압력에 의한 성적 감각 역치가
   자신의 자위행위 압력에 못 미치고 일상적인 성적 자극이
   도착적 성 자극에 미달되어 강력한 자극에 대한 노출이 반
   복될수록 증상은 악화된다.

4. 성적 이상형과 매춘적 성 상대자와의 이분법적 해리 현상:
   성 경험이 적고 성 상대자에 대한 이상적 모델이 있는 경
   우, 성관계에 대한 진실성과 성실한 감정을 상실하는 현상
   으로 애정이 동반된 진지한 성행위의 가치를 점점 잃는다.
   성 환상이 혼동스러운 상태가 된다.

스마트폰과 인터넷 시대에 정보의 홍수를 막을 방법은 없
다. 미성년자가 접하는 야동은 차고 넘치며 이는 조기 성 경
험, 10대 임신 등 청소년기의 부작용으로 나타날 뿐만 아니라

성인이 된 후에도 '건강한 성'을 누릴 기회를 빼앗아갈까 봐 걱정이다. 청소년에게 노출된 야동이 성인에서 성기능장애를 초래하고 이는 미래의 건강한 가정과 사회에 무서운 걸림돌이 될 수 있다.

성의학적인 야동중독 치료 영화, 「Don Jon(2013)」은 자신의 욕구만 해소하는 대상으로의 성교와 대상과의 교감이 소통하게 되는 성생활이 그 가치를 얼마나 달리하는지 상담 '혼자 자극 중독(자위중독: Masturbation Addiction)' 환자에게 보여주고 싶은 영화다. 조셉 고든 레빗이 감독이고 스칼렛 요한슨이 주연으로 등장하는데 첫 장면부터 호기심을 유발하는 야동이 번쩍이고 가보지 않은 사람은 있어도 한 번만 가본 사람은 없다는 '클럽'에서의 젊은 남녀의 헌팅과 베드신이 신선하고 흥미롭다. 반전은 섹시한 클럽녀 '바바라(스칼렛 요한슨)'가 등장하고 '바바라'라면 자신의 야동 중독증도 사라질 거라고 다짐하지만 그녀와 잠자리를 가진 후에도 야동 생각이 끊이질 않는다. 그때 겉모습이 아닌 참된 인간적인 모습으로 호감을 갖게 한 연상의 여성이 그에게 '교감'이라는 단어를 일깨워준다. 성관계는 욕구 해소의 탈출구가 아니라 사랑하는 사람끼리 나눌 수 있는 최고치의 '교감행위'라는 것을 일깨워준다. 필자의 유튜브 채널 '비뇨의학 TV'에 '아들과 함께 보는 야동, Don Jon'이라는 제목으로 영상을 업로

드했더니 아들이 큰 공감을 표시했다. '성적(性的) 성숙이 인간을 다른 차원의 삶으로 살아가게 한다.' 이것이 성의학이 환자들에게 전달하려는 메시지다.

桃色映畫

2 장·주 색 잡 기    酒 色 雜 技

# 빠른 남성 – 동상이몽

칼 필레머 '내가 아는 것을 당신도 알게 된다면'은 70세 이상 현자들의 지혜를 모아 삶에서 가장 중요한 핵심 가치를 전달한다. 첫 번째 가치는 인류지대사 '결혼'이다. 하지만 이 시대의 결혼은 '판단력이 부족하면 결혼하고 이해력이 부족하면 이혼하며 기억력이 부족하면 재혼한다'라는 놀림을 당하고 있다. 시대가 결혼에 대한 생각과 결혼의 형태를 바꾸어 결혼 건수는 계속 줄고 있다. 젊은이의 과반수가 '결혼은 해도 그만, 안 해도 그만'이라고 생각하고 결혼이 필수가 아니라는 응답은 여성(67%)이 남성(42%)보다 높다. 급기야 '이혼의 원인은 결혼이다'라는 매도까지 된다.

조루증 이야기에 '결혼'을 꼭 논할 필요는 없지만 성장기 남성은 자신의 틀이 만들어진 정형화, 표준화된 성행동, 가치관이 '사회문화적 거울'이 되어 자신의 성 반응을 평가하게 된다. 요즘은 청소년기의 성행동과 가치관이 형성되는 중요한 시기에 '야동(포르노그라피)'의 거울에 비치는 자신의 성행동을 비교하고 그 결과, 수많은 사람이 좌절과 불행과 죄의식에 빠져 고민한다. 그 결과, 자신을 나름대로 평가해 '나는 빠른 남성입니다'라는 진단명을 붙여 진료실에 들어선다. 당연히 조루증 상담은 자신의 '성 반응을 평가하는 거울'을 바꾸는 데서 시작된다. 상담실에서 '조루증의 의미'를 설명만 들어도 매우 병적인 원발성 환자 외에는 고통에서 쉽게 벗어날 수 있다.

'**조루의 원인은 포르노그라피**'라는 것은 이제 성의학 교과서의 서두에 나온다. 시간이나 만족도에서 자신을 분명히 조루증이라고 생각해온 남성들이 상담한 결과, 1차성, 2차성 조루의 정의와 분류에 의해 환자가 아니라는 것을 자각하게 된다. 면담 시간을 거치면 이제 막 성 경험을 하고 말못할 고민을 담아온 수많은 젊은이가 진료실에서 '빠른 남성'이라는 좌절감과 죄의식을 제공한 '야동 거울'이 얼마나 왜곡되었는지를 깨닫게 된다. 대부분 가벼운 마음으로 치료 계획을 받아들이고 감사를 표한다.

1차성(처음부터 조절이 안 되는 경우) 조루는 사춘기 이후 사정 반사 회로가 형성된 이후 한 번도 조절 능력을 갖지 못해 안정적인 성 상대자와도 지속적으로 사정 시간이 1분 이내로 성적 만족 없이 좌절감을 초래하는 경우로 정의하고 있다.

두 번째 2차성 조루는 사정에 영향을 미치는 교감신경 항진의 갑상선질환, 전립선질환, 중년에 접어들어 남성 호르몬이 감소하면서 동반되는 남성 갱년기, 발기부전의 결과로 조루증이 발생하는 경우다. 특히 갱년기와 동반된 2차성 조루증은 사정량 감소, 사정 감각 약화, 오르가즘 소실 등 사정 기능의 저하가 동반된다.

세 번째 선택적 조루는 성 상대자에 따라 사정 시간 조절 능력의 차이가 나 성관계에 대한 자신감 상실, 좌절 등을 겪는 경우로 외래 상담의 많은 경우가 여기에 속한다.

네 번째 상대적 조루는 실제 조절능력이나 시간적 문제라기보다 남성의 성적 가치관 차이에서 초래되는 상대적, 시간적 불만족을 말한다. 대부분 주위 친구, 동료와의 성행동에 대한 비교를 통해 자신이 어느 정도 조절 능력이 떨어진다고 고민하는 경우다. 이런 경우는 사정 반사 생리의 이해로 객관적인 인식을 하도록 자신을 비추는 '거울'을 바꾸는 상담으로 마무리된다. 2차성 환자들은 원인 치료와 상담을 통해 주기적인 관찰만 해도 호전되므로 약물치료 등에 높은 만족도를 보인다. 함께 고민하던 빠른 친구들을 몇 명씩 데려오곤 한다.

성관계의 주도적 행동이 일방적인 경우, 성교는 남성이 사정하면서 관계를 마무리하는데 이는 여성이 오르가즘에 도달하지 못하는 이유가 될 수 있다. 국제 성의학회가 제안한 조루증의 기준으로 첫 성관계부터 삽입에서 사정에 이르는 시간이 1분 내외로 매우 짧고 대부분의 성관계에서 사정 조절이 안 되고 주기적인 관계가 6개월 이상 지나도 호전되지 않는 경우를 '1차성 조루(Lifelong Premature Ejaculation)'라고 앞에서 말했는데 치료가 간단하지 않다.

## 동작 그만! 움직이면 쏜다!

성의학에 처음 입문한 30대 후반에 부부상담을 하면서 성행동에 대한 남녀의 관점이 전혀 다를 수 있다는 것을 깨닫고 충격을 받았다. 40대 중반의 1차성 조루환자 부부가 생각난다. 두 명의 자녀를 출산했다는 아내와 상담하면서 '평생 세 번의 성관계에서 두 번 임신했다'라는 믿기 힘든 이야기를 들었다. 가장 심한 형태의 1차성 조루는 삽입 직전이나 직후 작은 움직임에도 사정 조절이 안 되는 경우다. 아내에 의하면 남편이 두 세 번의 피스톤 운동은 고사하고 단 한 번의 미세한 움직임에도 관계를 마치는 초능력자여서 자신이 조금도 움직이지 못하게 한다는 것이다. '동작 그만! 움직이면 쏜다!'

한편, 남편의 이야기는 딴판이었다. 성접촉은 무수히 하는데 오래 지속하지 못할 뿐이라는 것이다. 1차성 조루의 심한 형태 에서는 상대방과 성행위를 했다고 할 수 없을 만큼 '짧은 시간' 관계가 이루어질 수밖에 없다. 많은 1차성 환자에서 1분 미만 의 성관계로 힘들어하는 환자를 보았지만 학회의 정의대로 '1 분 미만이어서 상대방이 만족하지 못하고 자신도 괴로운 경우' 의 환자가 대부분이었다.

2차성 조루는 일정 기간 정상적인 성생활이 가능하다가 점 진적 또는 갑자기 사정에 이르는 시간이 짧아지고 사정 조절이 안 되는 증상이 발기부전, 갱년기장애 등 다른 성기능장애나 질 환 또는 사회심리적 이유로 발생한다. 이런 경우, 배경 질환의 교정과 약물치료로 호전되므로 환자의 만족도가 매우 높다. 조 루증 치료 실적을 1차성, 2차성에 따라 분석해야 하는 이유가 이것인데 상담에 임하는 '빠른 남성'들은 실감하는 사정 시간에 만 빠져 있다.

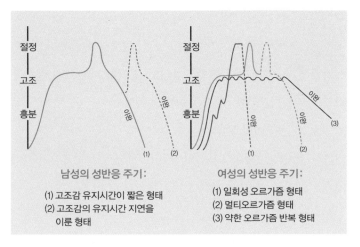

성반응 그래프: 남/녀

부부 상담을 하면서 많은 남성이 조루로 괴로워하고 여성은 남성이 오르가즘에 다다르는 것보다 훨씬 오랫동안 자극이 필요하다는 점이 발견되었다. 성의학적으로 여성의 오르가즘 형태는 '남성과 유사하게 강하게 단발성으로 느끼는 형태', '계단식으로 강도가 높아지며 반복적으로 오르막과 내리막을 느끼는 멀티 오르가즘 형태', '시간과 별 상관없이 약하게 느끼는 형태'가 있다.

여성 상대자가 성관계에 만족하지 못할까 봐 너무 걱정하는 빠른 남성들은 괴로워할 필요가 없다. 상대방의 성 반응 형태에 따라 주기적인 성관계를 통해 교감의 폭을 넓혀가면 대부분 둘 다 오르가즘을 충분히 느낀다. 즉, 여성이 흥분하는 데 더 많은 시간이 필요한 성 반응 형태를 띠는 경우가 많지만 최근 연구 결과, 남녀가 완전한 성적 각성과 만족을 얻는 데는 주기적인 관계와 교감이 이를 달성하도록 해준다는 것이다. 교감이 이루어지면 성적 각성과 만족을 얻는 데 걸리는 자극 시간의 큰 차이가 없는 것으로 나타났다.

캐나다 몬트리올 맥길대학 연구진은 성적 각성에 걸리는 시간 연구에서 자극에 따라 생식기 주변의 온도변화를 영상으로 기록하는 방법을 사용했는데 성적 흥분도가 최고점에 이르는 데 남녀 모두 평균 10분이 필요하다는 결과를 얻었다. 물론 전희에 필요한 시간 편차는 개인마다 매우 심하며 환경에 따라 성적 관계를 가질 때마다 차이를 보일 수 있다.

성의학자들의 성 상담을 통한 통계 집계 결과, 남성 대상자의 거의 절반이 삽입 후 사정하는 데 5분 미만이 걸렸다. 남성 대상자의 1/5은 10분 이상 지속했다. 나머지는 1시간 이상 지속하기도 했다.

북미 캐나다와 미국 성 상담사 설문조사에서 평균 삽입 시간은 7분이었는데 그중 1~2분은 너무 짧고 3~7분은 나쁘지 않으며 7~13분(10분 전후)이 바람직하다는 데 대부분의 전문가가 동의했다. 30분은 너무 길다고 평가했다.

평가 마지막에 성 상담 전문가들이 추가한 단서가 있다. '성관계에서 당신은 무엇을 원하나요? 어떤 사람들은 길고 관능적인 관계를 원하고 다른 사람들은 빠르고 공격적인 것을 원합니다. 성관계의 핵심은 시계의 초침을 세는 것이 아니라 만족스러운 관계가 이루어지는 것입니다.' 그래도 대중매체는 '시간'을 알고 싶어한다.

영국 데일리메일이 인용한 호주 퀸즐랜드대학 심리학과 보고서에는 스톱워치를 이용한, 500쌍의 질내 사정 지연시간 분석실험 결과가 있다. 연구 결과, 최단 시간은 33초, 최장 시간은 44분으로 조사되었다. 평균 질내 사정 지연시간은 5.4분으로 나타났고 각국 커플 중 터키인이 유독 짧은 3분 42초, 영국인이 평균 7분 33초로 가장 길었으며 미국인은 7분을 기록했다. 스페인인은 5분 50초, 네덜란드인은 5분 7초로 나타났다. 성감을 떨어뜨린다는 편견과 달리 포경수술이나 콘돔 사용은 지속시간에 큰 영향을 미치지 않는 것으로 나타났다.

파울로 코엘료의 장편 소설 『11분』은 성을 사고파는 사람의 심리를 세밀히 묘사하고 상품화된 성의 시간적 개념을 45분으로 설명한다. 옷을 벗고 예의상 사랑스러운 몸짓을 하고 하나마나한 대화를 몇 마디 나누고 다시 옷 입는 시간을 빼면 성교시간은 불과 11분이라는 것이다. 실존 인물을 바탕으로 한 소설적인 내용과 성의학 전문가의 성적 흥분도가 최고점에 다다르는 데 남녀 모두 평균 10분이 필요하다는 결과를 보인 생리실험과 조사 결과가 놀랍게도 일치한다.

## 동상이몽(同床異夢)

40대 후반인 K 씨는 지난 겨울부터 답답한 가슴을 하소연했다. 지난 연말 여고 동창 모임에 다녀온 아내의 한마디가 가슴을 찔렀다. "다른 친구들은 부부생활에서 좋은 느낌을 받는대요." K 씨는 말끝을 흐리며 자신의 눈치를 살피는 아내를 보며 아찔했다. 그렇게 자주라고는 못해도 자신의 나이에 평균만큼은 즐기며 살아왔다고 생각했는데 아내의 만족감과는 거리가 멀었다. 불행히도 연말 그날 대화에서 느낀 K 씨의 충격은 심리적 압박으로 발기력에도 변화가 생겼고 결국 밤이 두려워졌다. 지속적인 약물요법으로 성 기능 회복과 사정 기능에 대한 이해와 행동요법으로 심리적 안정을 되찾고 오랫동안 쌓인 부부간 벽도 허물어가고 있다.

필자가 성의학에 처음 입문한 것은 미국에서 협심증 약으로 '실데나필'이라는 성분의 심혈관 약물이 발기부전 치료에 유망해 임상실험을 시작하던 1996년이었다. '비아그라(Viagra)' 시대와 함께 한 임상의학을 고스란히 초기부터 경험할 수 있었다. 군의관 시절 한국 군인들의 성행동에 대한 연제를 갖고 샌프란시스코 세계 성의학회에 참석한 길에 미국 성의학자와의 만남이 인연이 되어 미국에서 임상심리학적 성의학에 어떻게 접근하는지 알게 되었다. 교수생활 중에도 성의학회에 갈 때마다 그들과 교류하다 보니 그들이 비판하는 성학(Sexology)의 성의학화(Medicalization), 약물학화에 대한 우려의 목소리를 듣게 되었다.

즉, 대중의 성적 행동의 종합적인 상담과 치료가 이루어져야 하는 분야에 지나치게 의학적인 약물인 비아그라가 개입했다는 것이다. 이렇게 약물화가 지나치면 치료적 과정과 성과에서 환자에게 인식되어야 할 자신의 성행동에 대한 교감능력과 같은 가치를 심어주는 과정이 무너질 수 있다는 것이다. 약물화, 의학화의 발전으로 앞으로 눈에 보이는 신체적 성행동 강화는 있겠지만 그에 따른 큰 반대 급부가 있을 거라는 말에 공감이 갔다.

21세기 이후 그 예언은 현실이 되었고 비뇨의학이 주도해 모든 성학 분야를 성의학으로 도배하던 시절이어서 조루증 약물치료도 자연스럽게 성의학 약물화 과정을 따라오게 되었다. 현재 진료 현장의 조루증 치료제 약물 처방 과정을 생각하면 '성관계의 핵심은 시계의 초침을 세는 것이 아니라 만족스러운 관계가 이루어지는 것이다'라는 성 상담 전문가들이 추가한 단서가 생각난다.

오늘도 진료실에서 발기부전, 조루 상담의 첫 단계 성 발달, 성인식 조사 상담 도중 '그만하고 처방전을 주세요!'라고 서두르는 환자를 마주하면서 안타까운 미소를 짓게 된다.

"네, 좋은 걸로 드리겠습니다!"

同床異夢

# 급한 사정 – 가다 서다

시간과 공간 개념 '상대성 이론'을 설명해달라는 요청에 아인슈타인은 시간이 사람에 따라 다른 길이로 흐르는 것은 '뜨거운 난로 위에 앉아 있으면 1초가 1시간처럼 느껴지고 사랑하는 연인을 바라보며 앉아 있으면 1시간이 1초처럼 느껴지는 것'이라고 대답했다. 잔뜩 긴장한 채 의무방어전을 치르기 위해 사각의 링에 오르면서 한 손에는 스톱워치를 들고 자신이 심판 역할까지 해야 하는 '급한 사정'이 있는 남성은 진땀이 난다. 그들과 상담을 시작하는 첫 과정이 자신이 어느 공간에 있는지에 대한 인식이다. 그리고 다음이 시간의 '상대성 이론'을 이해하는 것이다.

## 네 가지 조루증 (급한 사정)

1. 일차성 조루증: 처음부터 조절이 안 되는 경우

2. 이차성 조루증: 교감신경 항진의 갑상선질환, 전립선질환, 중년에 접어들어 남성 호르몬이 감소하면서 동반되는 남성 갱년기, 발기부전과 동반해 발생하는 경우

3. 선택적 조루증: 상대방에 따라 사정 시간 조절 능력의 차이로 성관계에 대한 자신감 상실과 좌절감이 동반되는 경우

4. 상대적 조루증: 실제 조절능력이나 시간적인 문제보다 남성의 성적 가치관의 차이에서 초래되는 상대적, 시간적 불만족이 있는 경우

세계 성학회의 네 가지 분류법은 절대적이진 않지만 두 가지 타입이 혼합된 경우도 많다. 선택적인 '그때그때' 조루증은 상대적 조루증과 함께 시간 개념의 부담으로 작용할 수 있는데 성적 자극 차이 또는 상대방과의 심적 부담감 때문에 상대방과 상황에 따라 성 반응이 달라진다. 조루증의 치료 목적은 약물과 템포 변화 행동치료로 얻은 시간적 여유를 상대방과의 조화를 이루는 데 중점을 두는 것이다.

상담을 하면서 상대적 조루증으로 고민하던 환자의 일부

는 조루증의 개념을 납득하지 못 하는 경우도 있었다. '야동(Pornography)'이 조루증의 원인이라고 말해야 비로소 이해하기 시작한다.

20세기 킨제이 보고서에 의하면 남성의 3/4으로 2분 안에 사정하며 조루증은 병이 아니라는 주장과 마스터스와 존슨이 조루증을 질병이라고 주장한 이후로 성의학자들이 '급한 사정'을 다양하게 정의하고 있다. 카프란과 WHO(1974)는 남성이 수의적 사정조절 능력 부족으로 원하기도 전에 오르가즘에 다다르는 경우라고 했다.

에르테킨(1995)은 성관계 도중 최소 50%가 파트너를 만족시킬 만큼 사정을 충분히 조절할 수 없다고 해 조절능력을 기준으로 생각한 성의학자가 많다. 물론 조루증 환자의 일부는 예민한 성신경증상이 분명히 있지만 대부분의 환자에게는 신경증이나 인격장애가 없다. 조루증의 직접적인 원인은 음경의 감각이 불충분하기 때문이다.

질내 사정 지연시간(IELT)의 스톱워치 시간의 의미는 피스톤 운동의 강도, 속도 등의 변수 때문에 치료 목적으로서의 의미는 작지만 시간 개념이 경구 약물치료 평가에 사용된다. 글로벌 회사들이 세계 특허 조루증 치료약물 개발과 함께 조루증의 치료 개념을 의학화, 약물화한 결과, 세계 성학회의 조루증 정의도 1~2분을 오르내리는 실정이다. 급한 사정이 있다고 잔뜩 긴장한 채 한 손에는 스톱워치를 들고 고민할 일은 아니다. 아인슈타인의 말대로 시간은 상대적이며 조루증의 행동치료법은 조절능력을 훈련시킨다.

## '가다 서다', '고스톱 치료법'

조루증 치료는 성행위가 절정감에 진입하며 다가오는 '극치감(오르가즘)'에 반복적으로 주의를 집중시켜 음경의 감각적 자각 수준을 높이는 방법으로 '스톱 앤 스타트(Stop&Start)'가 있다. 필자는 진료실에서 '고스톱 치료법'으로 환자들에게 훈련법을 설명하는데 '가다 서다' 치료법이 더 적합한 명칭이라고 생각한다.

1955년 비뇨기과 의사였던 제임스 시만즈 박사가 최초로 소개한, 피스톤 운동을 하다가 오르가즘에 도달하기 전 성기에 가하는 자극을 중단하고 흥분이 가라앉을 때까지 기다렸다가 다시 자극하는 훈련법이다. 파트너와 하거나 혼자 할 수도 있다. 파트너가 도와주면 90% 이상 성공할 수 있다. 음경 감각의 체계적인 훈련은 카플란(1989)이 개인훈련 방법으로

'Stop&Start' 5단계를 소개해 일주일 안에 1~3회 훈련을 진행한다.

기본 훈련은 음경 감각을 성적 흥분도에 따라 0~10점의 등급으로 매긴다. 전혀 흥분을 느끼지 못하는 상태를 0점, 사정을 참을 수 없을 때를 사정 반사가 시작되는 감각 9점, 사정하는 오르가즘 순간은 10점이다. 조루증은 음경 감각 3점부터 중간단계(4~8단계)의 성감을 잘 느끼지 못하는 경우다. 이때문에 자극 중지 시점을 몰라 사정 반사가 바로 시작되는 것이다. 따라서 중간 단계의 감각을 알고 느낄 수 있도록 점진적인 사정조절 훈련이 진행된다. 훈련 단계별로 점수별 흥분 상태를 멈추어가면서 유지할 수 있을 때까지 훈련한다.

다음과 같이 5단계 훈련 단계로 진행한다.
- 1단계(Focusing on Genital Sensation): 음경 감각 집중훈련
- 2단계(Stop&Start Penile Stimulation): 자극중단 조절훈련
- 3단계(Wet Stop&Start Penile Stimulation): 윤활훈련
- 4단계(Slow-Fast Penile Stimulation): 중단없는 서행훈련
- 5단계(Learning to Stay Aroused): 절정유지 감속 가속훈련

1단계 훈련은 자신이 자위행위를 통해 음경으로부터 느끼는 쾌감에 주의를 집중하고 사정 직전의 느낌을 신경쓰게 해 절정

때의 오르가즘을 즐기도록 한다. 쾌감 단계를 스스로 인식하도록 해 쾌감의 중간 단계 중 현재의 감각이 어느 단계인지 구분하는 훈련을 하도록 한다.

2단계 훈련은 1단계 훈련 1~3일 후에 자위행위를 시작해 사정 직전에 도달했을 때 자극을 중단하고 수 초 동안 기다려 흥분을 가라앉히고 다시 자극하는 과정을 3회 반복한 후 네 번째에 사정하도록 한다(참고초려). 감각 7점 이상으로 올라가면 사정을 조절하기 어렵고 5점 이하로 떨어지면 냉각되므로 5~7점에서 오르내리도록 반복 훈련한다. 5회가량 감각 7점에 이르러 어느 정도 사정을 조절할 능력을 갖기 시작하고 절정 직전의 감각에 익숙해질 때까지 2~3일마다 이 훈련을 반복한다.

3단계 훈련은 따뜻한 물로 샤워를 하면서 비누 거품을 묻히거나 바셀린 로션이나 베이비 오일 등으로 질내 왕복운동과 같은 실제 상황을 만든 후 2단계와 같은 방법을 시행한다. 자극을 준 후 중단하기 전 3분 동안 쾌감을 유지할 수 있다면 다음 단계로 넘어간다.

4단계 훈련은 3단계와 같은 요령으로 하되 성적 흥분이 최고 수위에 도달했을 때 자극을 중단하지 말고 동작 속도와 강도를 서서히 줄인다.

5단계 훈련은 절정의 쾌감 상태에서 머무는 동안 사정하지 않는 방법을 익히는 것으로 처음 감각 7점까지 자극한 후 4단계 훈련과 같이 약 2분 동안 5~7점의 흥분 수준이 유지되도록 감속과 가속을 지속해 오르가즘을 즐기도록 한다. 이렇게 5분 동안 사정하지 않고 높은 흥분 상태를 유지할 수 있을 때까지 반복한다. 카플란은 조루증 환자의 90% 이상에서 이 방법으로 평균 14주 안에 치료되었다고 보고했다.

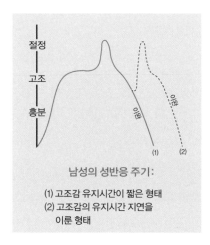

(성 반응 그래프) 남성의 오르가즘 형태

성의학에서 치료의 끝도 없고 만족하기도 힘든 분야가 바로 조루증이다. 글을 시작하면서 잔뜩 긴장한 빠른 남성들이 한 손에 스톱워치를 들고 땀 흘리면서 노심초사하면 안 된다고 말했다. 상담해보면 많은 남성이 급한 사정 때문에 괴로워한다. 약물치료나 고스톱 행동치료나 어느 정도 효과를 경험하면 환자에게 한 번 더 강조하는 말이 있다.

성 반응이 완벽히 일치하는 남녀는 없다. 상대적으로 여성은 남성이 오르가즘에 다다르는 것보다 훨씬 오래 자극해주어야 하는 문제점이 있을 수 있다. 하지만 지금까지 자신의 노력의 결과로 조화를 이루어야 할 대상은 바로 자신과 교감하는 여성의 오르가즘 형태와 길고 짧음을 비교해야 하는 것이다.

성의학적으로 여성의 오르가즘 형태는 '시간과 별 상관없이 약하게 느끼는 타입', '남성과 유사하게 강하게 단발성으로 느끼는 타입', '계단식으로 강도가 높아지며 반복적인 오르막과 내리막을 느끼는 멀티 오르가즘 타입'이다. 주기적인 성관계를 통해 교감의 폭을 넓혀가면 상대방의 오르가즘 형태에 맞추어 갈 수 있다. 둘이 공유하는 오르가즘을 목표로 삼아보자. 즉, 여성이 흥분할 때까지 더 많은 시간이 필요한 성 반응 형태를 띠는 경우가 많지만 최근 조사 결과, 남녀의 완전한 성적 각성과 만족은 주기적 관계와 교감이 달성시켜 준다는 것이다. '가다 서다 (Stop&Start, Go-Stop)' 행동치료가 여유를 가져다 줄 수 있다.

영어 속담 'It takes two to tango!'는 '모든 일에는 두 사람의 책임이 있다'라는 뜻이다. 많은 사람이 생각하듯이 '조루증(사정장애)'은 남성만의 질병이 아니다. 교감을 통해 상대방의 성 반응 패턴을 알아가고 성의학의 도움으로 얻은 여유를 시간이 아닌 '감각의 상대성 원리'를 깨달으면 그것이 바로 아인슈타인의 '뜨거운 난로 위에서 사랑하는 연인을 바라보는' 진정한 상대성 원리의 숨은 의미를 발견하는 것이다.

早泄早漏

# 특별한 색 – 특이자위

## 오르가즘 – 나 혼자만의 특별한 자극

특이자위(Idiosyncratic Masturbation)

비뇨기과에 처음 입문해 레지던트 생활에 익숙해지면 수술실, 병실, 외래 진료실, 각종 검사실을 날아다니며 해결해야 할 일이 태산이다. 비뇨기과는 외래 진료 도중 진행되는 검사가 특히 많은데 30년 전 세브란스병원 지하 특수검사실에 불임환자 검사용 정액검사 공간이 있었다. '핑크룸'이라는 공간으로 자신이 자극해 편하게 정액을 받아내는 공간인데 가끔 '동영상'이 마음에 들지 않거나 온갖 환자 때문에 여러 해프닝이 벌어진 추억이 있다. 의

과대학 도서관의 시청각실 기사님도 당시 '핑크룸' 동영상의 늘어진 비디오테이프를 업데이트하기 위해 비뇨기과 선생님들과 시청각 자극용 비디오를 편집하는 시간을 손꼽아 기다렸다는 소문을 들은 적이 있다.

하루는 삐삐로 연락이 와(핸드폰이 없던 시절) 연락해보니 담당 간호사가 정액검사 핑크룸에서 1시간째 환자가 나오지 않는다는 소식이었다. 무슨 일인지 알아보기 위해 가운 자락을 휘날리며 달려간 핑크룸에서 확인한 것은 이 환자는 손으로는 자극이 안 되고 자신의 허벅지를 이용해 어렵게 자극하는데 오늘따라 긴장되어 잘 안 된다는 것이었다. 별 이상한 환자도 다 있다고 생각하고 남성과학 교수님께 질문했는데(인터넷 포털 검색이 없던 시절) 명쾌한 답변이 없으셨다. 나중에 문헌을 찾아보니 진동 자극 등으로 해결한다는 증례만 찾아보았고 수면도 부족한 레지던트의 일과에 밀려 기억 속에서 흐려졌다.

1996년 군의관 막바지 시절, 화이자의 협심증 약 '실데나필'이 심혈관 약물에서 발기부전 치료제로 임상실험 결과, 효과적이라는 믿을 수 없는 연제가 발표되던 역사적인 샌프란시스코 세계 성의학회에 참석했다. 필자는 1군단에 근무하면서 신병교육대, 전역병 교육대 병사들의 보건교육시간의 성 행태 조사

를 통해 '한국 군인들의 성행동'에 대한 연제 발표를 했는데 국
방부 장관의 도장을 받고 단수여권을 발급받아 어렵게 출국했
던 기억이 새롭다.

당시 앞뒤 연제 발표자로 만난, 세계 성의학회에 참석한 미
국 성의학자와의 만남을 인연으로 캘리포니아 산호세 성 상담
전문가와의 교류가 시작되었다. 그들 덕분에 대학교수 시절 남
성과학 분야의 성의학을 전공하면서 활짝 열린 '비아그라' 시대
부터 성학과 성의학적 임상의학을 고스란히 초기부터 경험할
수 있었다.

이제 막 비뇨기과적 관점에서 성의학에 접근하기 시작한 젊
은 비뇨기과 의사의 관점에서 성교육, 성 상담, 성의학 분야에
대해 균형적으로 접근하기는 쉽지 않았다. IMF 시절 한국경제
신문사와 공동으로 서울에서 최형기 지도교수님과 '아시아 성
학회(Asian Federation for Sexology)'를 개최하고 사무총장직을 맡아 수
많은 해외 성학자와 정보를 교환할 기회가 있었다. 이후 지속적
으로 임상심리학적 성학과 성의학(Sexual Medicine)의 균형있는 공
부와 환자 진료를 위해 노력한 그 시간들이 내 진료실의 색깔을
빚어냈기에 무척 소중하게 남아 있다.

성 상담과 성기능장애 진료의 폭을 넓혀가려는 노력이 한창
이던 25년 전, 결혼 후 신혼기의 발기부전으로 진료 상담을 하
다가 특이하게도 엎드려 성기를 비벼대는 자위행위로 심각한
성기능장애가 발생했던 내과 선배가 자신의 오래된 '특이한 자
위행위'의 내력을 설명할 때는 큰 충격을 받았다. 이후 많은 환
자와 '나만의 특별한 자극'을 상담하면서 전체적인 치료계획을
집중적으로 시행하는 데 큰 도움이 되었다. 성 상담 경험이 쌓
이면서 찾기 어려웠던 많은 성기능장애의 원인이 처음에는 발
견하지 못했던 자신만의 성적 환상이나 지나치게 빠져 있는 중
독성 자위행위라는 것을 알게 되었다. 성의학적으로 자위중독
(自慰中毒) 환자를 '자기애적 성향(自己愛的 性向: Autosexual Orientation)'이
라고 표현한다.

자기애적 성향의 소유자는 특이하면서도 과격한 자위행위
에 자주 몰두하는 경우가 많다. 국내에서는 이불이나 단단한 물
체에 성기를 비비는 경우가 많고 해외에서는 진공 음압, 샤워
기, 욕조의 강한 물줄기를 이용한 자위 사례가 보고되고 있다.
이들이 경험하는 특이한 자위행위는 성 상대자와의 신체접촉
으로는 재현할 수 없으며 그 강도로 자극할 대체 방법이 없는
경우가 많다. 더욱이 쉽게 사정하지 못하는 지루증 환자의 대부
분은 상당한 속도, 압력, 시간, 강도의 자극으로 오르가즘에 다

다르는 '역치(Threshold)'에 도달하곤 한다. 이는 성 상대자와의 성 관계 정도의 자극으로는 도저히 재현될 수 없는 역치가 된다. 게다가 현실적인 성 상대자와의 성행위와 자신이 성 심리적으로 가진 성적 환상 간의 간극이 큰 경우도 많아 성적 자극을 유발하는 동영상에 점점 쉽게 노출되면서 빠져드는 '자신만의 성적 환상' 외에는 오르가즘에 도달하지 못하게 된다. 즉, 자주 몰두하는 특이하면서도 과격한 자위행위와 동반한 환상과 성 상대자와의 큰 간극이 생기면서 흥분장애와 사정장애의 원인이 된다. '오르가즘에 다다르는 방법의 장애'가 2차적인 성기능장애를 유발하는 것이다.

핑크룸에서 시작된 고민과 성의학 진료 경험은 교수생활을 하면서 임상의학 논문도 성학의 균형적인 시각의 치료 분야를 포함시키는 발전을 이루었고 조교수 시절 의대생 교육에도 새로운 방식을 도입했다. 당시 선택과목으로 지정된 '비뇨의학'의 선택 비율이 가장 높았던 것은 필자의 '의대생 성교육' 프로그램 덕분이었다고 생각한다.

미국 정신과 레지던트 성교육 프로그램에서 의사들이 정신과 상담에서 노출되는 환자의 충격적인 성행동이나 성적 공상 등 다양한 상황에 대해 상담자의 역할을 맡기 전 다양한 상황을 훈련하는 내용을 학생 교육에 인용했다.

요약하면 다양한 성적 상황을 자신의 성적 가치관은 중립 기어에 두고 환자의 눈높이에서 성적 가치관과 성행동을 이해할 마음의 준비를 시키는 것이다. '상담자'라는 의사도 제한된 경험과 편향된 성적 가치관을 가진 똑같은 인간이기 때문에.

필자는 20대 후반, 성 상담을 하며 혼란스럽고 당황한 선배 의사로서의 경험과 상담자의 역할에서 항상 중립 기어를 준비하는 자세가 필요하다고 느꼈다. 성의학 분야뿐만 아니라 평생 임상의사를 준비하는 예비의사라면 일찍 상담자의 중립적인 마음의 준비를 할수록, 반복 교육을 할수록 도움이 되리라는 생각으로 강조하곤 했다. 지난 비뇨의학회에 초청해 명강의를 했던 모교 후배 내과 교수가 '다과회'라는 명칭으로 비뇨기과 실습 도중 참여한 성교육 시간이 한참 지난 지금도 기억난다는 말에 옛날 학생 담당교수 시절이 생각났다. 침을 튀겨가며 성학과 성의학의 다른 관점의 '비아그라'에 대해 떠들던 이야기에 아직 미혼인 의대생들의 반짝이던 눈빛이 눈에 선하다.

'밀레니엄 버그'라는 용어와 인터넷 신세계와 함께 열린 21세기는 성의학적으로는 성의학회에서 성학자가 비판하는 '성학의 성의학화, 약물화'에 대한 우려와 함께 큰 틀이 바뀌었다. 새로운 패러다임은 일반적인 성적 행동의 종합적인 상담과 치료가 이루어져야 하는 분야에 지나치게 의학적인 약물인 '비아그라'가 개입해 의학화, 약물화되었다는 설명이었다. 치료 과정에서 환자에게 인식되어야 할 자신의 성행동에 대한 교감능력과 같은 가치를 심어주는 과정이 무너지고 '성의학'으로 눈에 보이는 신체적 성행동의 강화는 있겠지만 그에 따른 큰 반대 급부가 발생할까 봐 우려하는 것이다. 실제로도 종양환자나 심혈관계 환자의 성적 재활 과정에서 자칫 물리적 발기력의 호전이 치료의 목적인 것처럼 접근하던 의학계에서 비뇨기과 의사들의 주도로 '성적 만족' 개념의 성 상담과 장기 치료로 기저질환과의 조화를 이루어 온 데 큰 보람을 느낀다.

비아그라의 성공적인 치료효과에도 불구하고 전립선암 수술 후 회복기의 남편과 매일 밤 파란색 알약을 권하는 중년 부부의 파경에 대한 'Journal of Sex&Marital Therapy'의 증례가 20년 전 당시 물리적 성 기능 회복에 환호하던 성의학자에게 성의학의 치료에서 비뇨기과 의사의 무거운 역할을 느끼도록 해주었다.

의학회에서 '혼자 자극(Masturbation)'이나 오르가즘의 평가를 강의할 기회가 있을 때마다 그동안 비정상적인 성적 자극에 빠진 혼자 자극 환자에 대한 평가 기준으로 지나친 자극 빈도 주 3회(극단적 가학성, 소아기호증, 동물기호증과 같은 극단적인 포르노그래피 영상에의 몰입), 특이한 성행동의 재현성(성 상대자가 재현 불가능), 성적 공상이나 환상의 적정성 평가, 성적 성숙도 가치관 평가를 진료실에서 파악해가는 과정을 설명하면 그렇게 상담할 시간이 되느냐는 질문을 받는다.

나는 "시간이 됩니다"라고 대답한다.

상담실에서 성기능장애의 원인을 못 찾은 채 오랫동안 불만족스러운 발기부전 약물만 계속 복용 중인 환자를 위해서라도 시간을 내야겠다고 생각하기 때문이다. 통계에 의하면 성기능장애 환자의 40%는 내과적 기저질환과 무관하게 성적 감각이나 성숙도 문제를 고민하기 때문이다. 상담할 의사는 비뇨기과 의사뿐이다. 성 상대자와 전혀 무관한 성적 공상과 환상에 빠져 괴로워하는 환자에게 강직도를 향상시켜주는 비아그라를 아무리 처방해도 환자의 성적 만족과는 거리가 멀고 치료의 목적과 더 멀어질 때도 있다.

수년 동안 고민하다가 어렵게 말을 꺼낸 환자들은 자신의 성적 취향과 경험이 부끄럽고 쑥스럽고 만족을 위한 행동이 반복

되어 당황하기도 하지만 성 상대자나 의사에게 말하기 어려운 상황이 지속되는 것이다. 성의학적으로 말못할 괴물(Unspeakable Monster)이 되어버린다.

너무 긴 시간의 무거운 짐을 내려놓으며 자신이 의도하진 않았지만 누구에게나 일어날 수 있는 성적 발달기의 부담을 덜어내고 만족해하는 모습을 보면 상담시간은 더 할애해도 좋고 가끔 진료시간 계획표가 밀리거나 엇박자가 나더라도 개의치 않는다. 진료의 폭과 깊이가 넓어지는 느낌에 행복해지는 시간이기 때문이다.

## 만지면 커진다
– 이근대 –

만지지 마라
만지면 커진다
슬픔도 커지고
기쁨도 커지고
고통도 커진다

고추를 만지면
웃음도 커지고

고추를 만지면
눈물도 커진다
고추를 만지다가
입에 쑥 집어넣으면
가슴도 커진다

양파를 까면
물집이 생기고
양파를 까면
생긴 물집이 터져
몸에서 물이 난다
깐 양파를 입에 넣으면
내 몸이 내 몸이 아니고
네 몸이 내 몸이 된 것 같다

만지지 마라
만지면 커진다
몸도 커지고
마음도 커지고
고추를 만지면
몸도 커져
입은 옷도 맞지 않아 벗어야 하고
양파를 까면
마음도 부풀어 올라
몸의 물도 퍼내야 하고

마음의 껍질도 벗겨내야 한다

만지면
자꾸자꾸 커지는 것은
내 사랑이다

성 상담 도중 얻는 큰 교훈은 자꾸 만지면 세상만사 커지기 마련이라는 것이다. 환자와 상담하면서 가지게 되는 역설적인 바램은 언제나 맘 편히 제대로 부풀어 오르는 것이다.

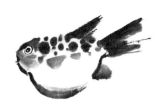

自己愛的

# 힘든 사정 - 지루증

       37세의 미혼인 C 씨가 발기부전 면담 신청을 했다. 정상적으로 사회생활 중인 건강한 남성으로 남녀교제는 없는데 직장생활이 바빠 그런 것 같다며 성적 관심도 별로 없다고 했다. 면담해보니 청소년기와 청년기의 성행동에서 심각한 문제가 발견되었다. 매일 빠져 있는 자극적인 동영상과 매일 1회 이상 완전 발기가 아닌 중간 정도의 강직도에서 참을 수 없는 강박적인 자위행위를 지속하는 데 마음 한구석에서 힘들어하면서도 30대 후반인데도 아직 적극적으로 이성교제를 못하는 원인을 자신의 '병적 성행동 습관'과 연관짓지 못하고 있었다.

## 자기 사랑 – 자기애적 성향

25세 백수 남성이 진료실을 찾아왔다. 아래가 얼얼하단다. 자위중독이며 여성과 아직 교제해본 적은 없고 하루라도 자위행위를 안 할 수가 없다고 했다. 상담하는 내내 눈을 마주치지 못했다.

성 상담을 하는 젊은 남성이 늘면서 공통적인 상담 내용은 지나치게 빠져 있는 중독성 자위행위였다. 이를 '자기애적 성향'이라고 표현한다. 이들은 특이하면서도 과격한 자위행위에 자주 몰두할 때가 많다. 국내에서는 이불이나 단단한 물체에 성기를 비비는 경우가 많고 해외의 사례는 진공청소기 압력, 강한 샤워기 압력 등을 이용한 자위 사례가 보고되고 있다. 그들이 경험하는 특이한 자위행위는 성 상대자와의 신체접촉으로는 재현할 수 없으며 그 강도로 자극할 방법이 없는 경우가 많다. 쉽게 사정하지 못하는 지루증 환자의 대부분은 상당한 속도, 압력, 시간, 강도의 자극으로 오르가즘에 다다르는 '역치'에 도달하곤 한다. 이는 성 상대자와의 성관계 정도의 자극으로는 도저히 재현될 수 없는 역치가 된다.

## 데스 그립 증후군

'데스 그립(Death Grip)'은 의학용어는 아니지만 사전적으로는 매우 세게 움켜지는 자위 기술이다. 성의학적으로는 반복적인 자위 기술로 고통받는 상태로, 파트너와의 정상적인 성관계에서는 만족하지 못할 만큼 높은 오르가즘 '역치(Threshold)'를 갖게 된, 강한 자극에 의한 결과로 남녀 모두에서 발견된다.

지루증 환자 발생의 또 다른 원인은 현실적인 성 상대자와의 성행위와 자신이 성 심리적으로 가진 성적 환상과의 큰 간극이다. 성적 자극을 유발하는 동영상에 점점 쉽게 노출되면서 빠져드는 '자신만의 성적 환상' 외에는 오르가즘에 도달하지 못한다. 자주 몰두하는 특이하면서도 과격한 자위행위와 동반한 환상과 성 상대자와의 간극이 크게 벌어지면서 오르가즘에 다다르는 방법의 장애가 2차적인 성기능장애를 유발한다.

초기 성 상담과 성기능장애 진료 경험을 넓혀가던 강사 시절, 신혼기의 발기부전 진료 상담을 하다가 특이하게도 엎드린 채 성기를 비비는 자위로 심각한 성기능장애가 발생했던 내과 선배가 자신의 오래된 특이자위 내력을 설명할 때는 큰 충격을 받았다. 이후 수많은 환자 상담에서 과거 성적 발달에 대한 상담 과정과 접근법에 기본 틀을 만들고 감각집중 치료계획을 세우는 데 큰 도움이 되었다.


## 감각 집중훈련

'쉽게 사정하지 못하는' 지루환자의 대부분은 상당한 강도의 자극으로 오르가즘에 다다르는 역치가 상승해 있다. 이는 성 상대자와의 성관계 정도의 자극으로는 도저히 재현될 수 없는 불가사의(不可思議) 역치가 된다. 따라서 전체적인 치료계획 전에 효과적인 치료를 위한 금욕 기간의 교육 및 상담, 점진적인 감각 집중훈련(Sensate Focus Exercise)을 시행한다. 수많은 젊은이들이 초기 성 경험에서 힘든 사정을 경험하면 '금딸'(금욕의 인터넷 용어)을 성공하도록 격려하면 의사소통에 문제가 없다. 그 외에도 탈모치료제나 신경정신과 약 등 현재 복용 중인 다른 약물들이 지루증의 원인인지도 평가한 후 사정 반사에 도움이 되는 약물치료를 시작한다.


금욕기간 중의 철저한 감각 집중훈련은 자위행위의 감각 초점인 여성의 소음순과 상동기관인 귀두 밑의 소대(Frenulum)를 윤활 상태로 최소한의 자극으로 감각을 집중하도록 한다. 감각역치가 심하게 훼손된 환자는 1년 이상에도 집중훈련이 어려운 경우도 있지만 단순한 자기애적 성향에서는 금욕과 자신의 훈련으로 쉽게 호전될 수 있다.

부부상담을 하면서 데스 그룹 부부인데 경계형 질내 사정 불능(Borderline Intravaginal Anejaculation) 환자들이 자신들만의 성생활을 즐기는 부부를 만났다. 가임기의 불임 문제 때문에 잠시 도움을 받는 행복한 부부를 보면서 종이 한 장 차이로 감각의 역치가 행복과 불행을 좌우한다는 것을 깨닫고 어려운 사정에 처한 환자를 더 열심히 돌보게 된다.

어려운 사정을 알게 된 사연들

29세의 미혼 P 씨는 성욕이 없고 사정이 안 되어 발기부전 약물을 자문하러 왔다. 최근 2년간 30여 명의 성 상대자를 상대하면서 하루에 7~8회 성관계를 유지했단다. 하루 4~5회는 사정까지 가능한데 5회 이상부터는 사정하기도 힘들고 강직도를 유지하는 것도 힘들어 1년 동안 타 비뇨기과 진료를 받으면서 남성 호르몬 주사로 사정 능력을 증가시키고 성욕을 끌어올리고 관계할 때마다 시알리스 20mg, 최고 용량을 복용했단다.

마스크 속에서 벌어진 내 입을 환자는 못 보았겠지만 지금까지 상담을 해오면서 이런 극단적인 환자는 처음이었다. 멋진 체형에 모델 일을 하는 훈남이 하루에도 여러 명의 성 상대자와 지나친 관계를 해왔다니 본업이 의심스럽기까지 했다. 필자에게 상담을 신청한 직접적인 이유는 최근 비아그라 최고용량 100mg을 두 알, 시알리스 20mg을 두 알씩 먹는데도 전혀 효과가 없어 발기부전 약물치료 전문가와 상담하고 싶었단다.

필자는 잠시 말을 잇지 못하다가 다목적 댐의 담수 능력과 수문을 열 수 있는 것은 '저수량이 있을 때 아닐까'라며 설득했다. 자신의 오르가즘 회복을 위한 성적 에너지의 고갈을 막아보자고 설득했다. 그는 이해했는지 잠시 고개를 숙이더니 오늘 쓸 강한 약을 더 처방해달라고 했다. 가슴이 미어졌다.

34세의 미혼 T 씨는 타 병원에서 시알리스 20mg을 계속 사용 중이니 추가처방 요청을 위해 신환으로 접수했다. 환자는 초등학교 5학년 때부터 혼자 자극에 빠져 하루에 10회도 경험하며 30대 중반까지 자신을 만족시켜 왔고 일정한 상대방 없이 주 3~4회, 하루 4~5회의 성관계를 유지한다는데 눈이 벌겋게 충혈되어 있었다.

헤어라인 유지를 위한 탈모약은 2년째 복용 중이고 음주와 흡연은 충분히 즐기고 있단다. 개인사업을 잘하고 있고 일정한

파트너는 자신의 사전에 없단다. 마스크 속으로 호흡이 가빠지
고 내 입은 다물어지지 않는다. 심층 성 상담 '성적 발달 가치관
점검 네 항목'인 강박적인 성 자극이나 야동, 데스 그립 및 특이
자위, 부적절한 성적 공상이나 환상, 성적 발달 측면의 가치관
성숙도까지 모든 평가 항목이 심각한 문제점을 가진 또 한 명의
익스트림(극단)을 발견한다. 환자에게 필자의 성 상담 책을 선물
하고 '비뇨의학 TV' 유튜브 채널의 사정장애, 성상담 영상을 소
개한 후 격려의 말씀을 들을 수가 있었다. '선생님, 참 열심히 사
시네요!'

38세의 이혼남 B 씨는 5년 동안 비아그라 50mg(100을 ½알씩)
을 복용 중이었고 최근에는 새로운 성 상대자를 만나 타 병원에
서 시알리스 20mg, 비아그라 100mg까지 처방해 먹어보아도
효과가 없자 당황해 내원했다. 환자는 '새로운 성 상대자와의
긴장 때문인지' 의문이 있었다. 상담 결과, 그동안 매일 술을 마
시며 성 상대자의 공백 기간 동안 매일 혼자 자극에 몰두했는데
강직도가 점점 감소해 여기저기 비뇨기과에서 이 약 저 약을 처
방받아 그럭저럭 오르가즘에 도달했다. 하지만 오랜만의 성 상
대자와의 이번 실전에서는 아무 약도 효과가 없었단다.

성 상담 인터뷰의 'ABC'는 ① 심리적 불안, ② 야동중독, ③

특이자위, ④ 오르가즘의 물리적 압력/오르가즘=속도×압력 $(O=V \times P)$ 등의 정보가 필요한 요소라고 알려주었더니 환자는 "네 가지 다입니다!"라고 했다. 자신은 특별한 압력$(P)$이 필요한 특이자위 '데스 그립(Death Grip)'이고 새로운 성 상대자와의 교제에 대한 압박감으로 술도 더 많이 마시게 되었다고 했다. 가장 큰 변화는 오르가즘 만족감을 채우기 위해 그동안 사용해온 수입품 자위행위 기구의 뉴 버전, 진동자극기와 특수기구를 사용한 후에는 기구를 사용만 해도 오르가즘에 도달하고 성 상대자와는 어떠한 방법으로도 성 기능이 유지되지 않는 상황이 되었다.

감각장애의 '어려운 사정'인 지루증 환자 상담은 치료목표 달성을 위한 금욕과 절제를 시작으로 전체적인 치료계획 전에 효과적인 치료를 위한 교육 및 상담, 점진적인 감각 집중훈련을 시행한다고 설명하고 단계별 치료계획을 세워드렸다. 일부 환자는 금욕 단계에서 고성능 발기부전 치료제를 무제한 처방하는 병원을 찾아 약물 남용을 동반해 감각 역치를 엄청나게 올려놓고 성적 감각을 잃어 회복 불능 상태가 되기도 한다. 진공청소기나 목욕탕 욕조의 강한 수압 스트림 노출로 '사정 불능증'이 되고 불가역적으로 회복 불가 상태가 된 사례도 보고되고 있다.

금욕과 감각 집중훈련을 수없이 교육하며 느낀 것은 자신이 병식(Insight: 잘못됨에 대한 인식)을 갖기 전에는 이렇게 시간이 걸리는 훈련이 쉽지 않고 오랫동안 익숙해진 자신의 성행동을 중단하기 어렵다는 것이다. 치료 성공률이 가장 높은 경우는 신혼기의 성기능장애 상담에서 힘든 사정이 발견되고 임신이 간절한 커플이었다. 높은 동기부여로 협조도 잘 되고 성 상대자의 격려와 이해도가 높기 때문이다.

지루증의 요인에 대한 철저한 이해를 위해서는 내분비계 호르몬 등 신체적, 심리적 평가가 모두 필요하다. 비뇨생식기 검사를 실시하고 신경학적 요인도 평가해야 한다. 금욕과 감각 집중훈련, 자위행위 재훈련을 수행하면서 동반한 약리학적 제제 중 효과가 입증된 약물은 성적 반응 주기의 사정 문제를 일으킨 약물의 영향을 상쇄하는 이미프라민(Imipramine), 에페드린(Ephedrine), 미드론(Midocrine) 등 a-1 아드레날린 수용체 작용제가 DE의 약리학적 치료에 보조적으로 처방된다.

오르가즘 장애 '지루증'의 치료 원칙 중 필자의 책에서만 볼 수 있는 성의학 원리와 계명이 있다. 〈오르가즘의 물리적 원리/ 오르가즘의 강도 = 속도 × 압력(O=V×P)〉과 〈오만 원칙〉: '오르가즘 만족 원칙'이다.

'오만불손'하지 말고 '오만방자'하라!

　'오르가즘에 만족하기 위해서는 불필요한 손을 사용하지 말고, 오르가즘에 만족하기 위해서는 방사(사정)를 자제하라!' 이는 금욕과 감각 집중훈련을 교육하는 동영상에서도 자위행위의 재훈련 수행을 위해 지루증 환자를 격려하는 성의학 경구다.

　오만불손(傲慢不遜): 잘난 체하고 방자(放恣)해 제멋대로 굴거나 남 앞에 겸손(謙遜)하지 않음
　오만방자(傲慢放恣): 어려워하거나 조심하는 태도 없이 건방지고 거만함

感覺集中

## 3장

# 아연실색

## 啞然失色

뜻밖의 일에 얼굴빛이 변(變)할 정도(程度)로 크게 놀람

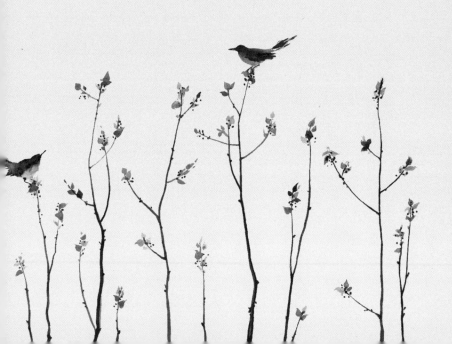

# 눈치의 힘 – 이청득심

'눈치만 빠르면 절간에서도 새 우젓 얻어먹는다'라는 속담이 있다. 눈치 빠른 한국인이 아니면 알아듣기 힘들 것 같다. 한국인은 독립적 자아(Independent Self)보다 관계적 자아(Relational Self)를 중시하면서 살기 때문에 자연스럽게 전체 집단 속에서 타인 특히 어른이나 상사의 표정을 살피고 그들의 생각을 읽는 능력인 '눈치'가 발달했다. 과거 후진국 신세를 면치 못할 때는 국가적 자존감 부족으로 눈치를 부정적인 것으로만 인식했다. 지나친 눈치로 개성이 발휘되지 못하고 개인을 존중하지 못하는 비민주적 풍토가 우리 문화를 개인주의가 발달한 서구문화보다 열등한 원인으로 평가하곤 했다. 코로나 팬데믹과 교차하며 유니 홍(Euny

Hong)이라는 재미 한인 언론인이 2019년 『눈치의 힘(The Power of Nunchi)』이라는 책을 발표해 해외의 관심을 불렀다.

저자는 책에서 재미 한국인의 성공의 원인을 한국인 부모 밑에서 자라며 체득한 눈치 능력이 미국의 학교나 사회에 나가 습득한 개인주의 문화와 이상적으로 결합해 빛을 본 데서 찾았다. 코로나 위기에서 한국인의 저변 의식과 행동 특성이 더 잘 드러나고 있다. 우리가 가진 눈치의 힘을 느낀다. 개인의 무한 자유 고집과 가족주의적 집단주의 문화가 대비된다. 눈치는 배려와 통한다고 생각한다.

전 세계적인 전염병 위기 속에서 방탄소년단(BTS)의 신곡 '퍼미션 투 댄스(Permission to Dance)'에 들어간 안무가 청각장애인의 심금을 울렸다. 이 곡은 코로나 팬데믹 상황에서 위로받지 못하는 모든 계층, 세대, 인종에게 희망의 메시지를 전해 그 의미가 빛을 발한다. 뮤직비디오의 후렴 부분에는 '즐겁다', '춤추다', '평화'를 뜻하는 국제 수화가 안무로 포함되었다. 엄지를 펴고 나머지 손가락은 반쯤 구부린 채 몸을 긁는 듯한 동작은 '즐겁다', 한쪽 손바닥을 펴고 다른 손의 두 손가락을 좌우로 움직이는 동작은 '춤추다', 두 손으로 'V' 자를 만드는 동작은 '평화'를 뜻해 청각장애인을 배려한 춤으로 화제를 모았다.

눈치라는 단어를 영국 여왕이 들어본 적은 없겠지만 그녀가 눈치의 달인이라는 것을 보여주는 일화를 들은 적이 있다. 버킹엄궁의 연회 만찬이 한창일 때 음식을 나르는 시녀들이 테이블 위에 과일과 핑거볼(Finger Bowl: 손가락을 씻는 물)을 올려놓았는데 한 외국 고위인사가 그 용도를 모르고 볼을 들어 물을 마시고 말았다. 주변의 다른 손님들은 그의 실수에 숨이 턱 막혔지만 여왕은 실수한 그가 당황할까 봐 자신의 핑거볼을 재빨리 들어 그 물을 마셨다. 그러자 그 모습을 지켜본 모든 참석자가 똑같이 따라 했다. 여왕은 놀라운 눈치를 보여주었고 다른 사람들도 눈치 빠르게 행동했다. 사회적으로 핑거볼의 물은 마시는 것이 아니라는 그들의 뿌리 깊은 인식을 극복하고 이런 상황에서는 마시는 것이 맞다는 점을 받아들였다.

눈치의 여덟 가지 법칙은 다음과 같다.

1. 먼저 마음을 비워 분별력 있는 관찰을 준비한다.
2. 낯선 분위기에 들어가는 순간부터 나 때문에 바뀔 수 있음을 인식한다.
3. 새로운 분위기의 장소에 들어가는 순간 다른 사람들이 모두 그곳에서 나보다 오래 있었다는 사실을 기억한다.
4. 입을 다물 좋은 기회는 절대로 놓치면 안 된다. 기다려보면

대부분의 궁금증은 말하지 않고도 해결될 수 있다.

5. 예절을 지킨다.

6. 행간의 숨은 뜻을 알아낸다. 사람들은 자기 생각을 항상 말하진 않기 때문이다.

7. 의도치 않게 해를 끼치는 것은 때로는 의도적으로 해를 끼치는 것만큼 나쁠 수 있다.

8. 민첩하고 재빨리 행동한다.

'눈치 법칙'을 요약하면 '마음을 비우고 내 마음과 감정의 눈높이를 주변 분위기에 빨리 맞추는 것' 아닐까. 이를 위해 감정적 불안장애 환자들이 자신의 감정을 상황별로 점검하는 'HALT' 방법으로 내 배고픔(Hunger), 분노(Anger), 고독(Loneliness), 피곤(Tiredness)이라는 감정과 새로운 방 안 분위기를 탐색해 자신의 감정이 앞서는지 통찰하고 명상해 눈높이를 맞춰보자.

『눈치의 힘』에서 눈치는 위대해 보인다. 하지만 30년 동안 진료실에서 환자를 상담하며 내 마음과 감정의 눈높이를 맞추는 훈련을 해온 필자는 '눈치 법칙'을 나름대로 요약해 보면서 '눈치 빠른' 의사는 아니더라도 '눈치 없는' 것은 아니었는데 진료실의 감정조절에 실패했던 젊은 날의 시간이 스쳐 지나간다. 감정 상한다고 주변 환경을 엉망으로 만들면서 다른 사람에게 날

카로운 모서리를 드러내는 눈치 없는 짓도 했다. 내가 통찰하고 명상하지 못하고 '진상 환자' 탓을 했을 수도 있으니 이제는 '배려'에도 힘써야겠다.

눈치는 사회적으로 부드러운 소통에 도움이 된다. 눈치는 타인과의 인간관계가 얼마나 복잡한지와 상관없이 만나는 모든 사람과 평화로운 방식으로 삶의 문제를 해결해나가는 데 도움을 준다. 진료실에서는 말할 필요도 없다. 진료시간에 보험서류와 관련해 환자들의 무리한 요구나 불가능한 소견을 추가해달라는 요구에 얼굴을 붉히게 된다. 자신이 부르는 대로 적어보라는 환자도 있다. '눈치'가 늘어간다. 환자 의뢰 시스템의 문제로 진료하러 온 것이 아니라 서류작업을 의뢰하러 오는 환자들과도 '눈치껏' 소통법을 배운다.

의대 교수 시절 신장종양 환자들을 진료하고 조기에 발견해 임파선 전이가 없으니 다행이라고 설명해주고 수없이 신장절제술(콩팥을 떼어내는 수술)을 하던 시절 개복수술로 신장암 수술을 마친 환자가 외래 진료실에 들어섰다. 상처는 순조롭게 치유되었고 병리조직검사도 '종양 세포종(Oncocytoma)'이라는 양성 종양의 안전한 결과여서 축하해줬는데 사건은 그때 터졌다. "암이라서 수술을 했는데 '양성 종양'이라니 말이 되는가? 내가 가입

한 암보험에서 인정이 안 된다는데 양성 종양 코드(질병 분류 코드)
가 웬 말인가! 의사인 당신이 보상하라!"라며 드러누웠다.

물론 지금은 '눈치껏' 실손보험, 암보험 가입 환자들의 요구
사항을 미리 감안해 가릴 것은 가려 진료하고 '해야 할' 수술만
하는 30년 경력의 '시니어 의사'이지만 그동안 은사님들이 '눈
치껏' 진료하라고 가르쳐주지 않아 고생을 정말 많이 했다. 심
사평가원의 민원 내용과 환자 사이에서 곤란을 겪은 동료들의
수많은 사례를 지켜보면서 순탄한 의사생활을 위해 임상 진료
가 '여덟 가지 눈치 법칙을 공부하는 것임을 진작 알았더라면'이
라는 아쉬움이 남는다. 얼마나 많은 젊은 의사들이 '환자를 위
한다는 사명감으로' 임상 진료에 뛰어들었다가 '눈치 훈련'을 받
을지 생각하면 안타깝다.

이제 전립선암 유병률이 높아지고 조기진단과 로봇수술 완
치 판정이 누적되어 완치 후 성 기능 장애 상담까지 이뤄진다는
것을 말한 바 있다. 하지만 의사들이 생각하지 못하는 환자 입
장에서 종양 치료를 받으며 겪은 충격과 공포, 일상 복귀까지의
애환은 필자가 대학교수로 계속 수술하느라 정신없었더라면
알 수 없었을, 환자와 함께 나눈 소중한 임상 경험이다.

대화의 시작으로 '사실 확인'을 위한 질문을 하고 환자 입장에서 점점 이해하고 공감하기 위해 질문하고 '눈치의 힘'이 생기면 환자를 배려하면서 필요한 도움을 해결할 수 있는 질문을 해야겠다.

'눈치 법칙'에 공감하면서 진료실에서 환자에게 도움이 되는 방법은 수술 후 완치는 되었지만 부족했던 설명과 '이럴 거라면 차라리 수술하지 않았을 텐데'라고 생각하는 환자들의 감정부터 먼저 이해하는 것이다. 수술 결정을 내리고 최선을 다한 대학병원 주치의 입장에서 한 번 더 생각하고 완치된 좋은 결과라면 함께 감사하자고 설득하는 것이다.

수술 후 종양은 완치되었는데 요실금이 계속되어 공개적인 사회생활을 하기 어려운 환자, 완전 발기부전으로 수술 집도의를 원망하는 경우, 사실 누구의 책임도 아닌데 우울증으로 정신과 약을 복용하며 아내와의 갈등 속에서 눈시울을 붉히는 환자를 마주하면 첫 만남에서 충분히 위로해드리기가 벅차다. 진료실의 공감을 위해 내가 듣고 있으면 환자의 마음을 얻을 수 있다. '말하는 것은 지식의 영역이고 듣는 것은 지혜의 영역이다'라는 격언을 되새겨본다.

이청득심(以聽得心) : 귀 기울여 경청하는 것이 사람의 마음을
얻는 최고의 지혜다.

以聽得心

# 모차르트 – 욕 나오네

'욕설 병'이 있다. 자신도 모르게 얼굴, 목, 어깨, 몸통 등을 반복적으로 재빨리 움직이거나 이상한 소리를 내는 것이다. 심하지만 않으면 버릇으로 치부하겠지만 가끔 눈에 띄는 사람도 있다. 많이 알려진 '틱장애(Tic Disorder)'는 자신의 의지와 상관없이 특정 행동이나 소리를 반복하며 다른 정신과적 문제가 동반될 수도 있는 질환으로 운동 틱과 음성 틱이 있다. 병적이진 않더라도 주변에서 성인이 얼굴 찡그리기, 눈 깜빡거리기, 어깨 으슥하기, 코 킁킁거리기, 기침 등의 행동을 반복하는 단순 운동 틱을 흔히 볼 수 있다.

심한 욕설을 내뱉는 '외설증(猥褻症: Coprolalia)'은 저속한 욕설, 반사회적 표현, 성 관련 음란한 표현, 배설물 관련 표현 등을 조절하지 못하고 충동적, 반복적으로 사용한다. 'Copro'의 어원은 '대변(Kopros)'이고 'lalia'는 '말하다'라는 뜻이다. 저급하고 비속적이고 외설적인 '빌어먹을, 제기랄, 거지 같은, 똥 같은, 똥구멍, 개새끼' 등을 내뱉는다. 떠오르는 사람이 있지 않은가?

강희진 작가의 소설 『카니발』에서 필리핀 출신 엄마가 부부폭력에 시달리고 실종된 후 딸이 대마를 피우며 원조교제를 하는 등의 어두운 장면이 나오는데 '강박장애'를 동반한 외설 틱(Coprolalia)과 동어 반복 틱(Palilalia)의 사실적 묘사가 '투렛증후군(Tourette's Disorder)' 환자의 언어 표현을 실감나게 한다. 이것은 주의력결핍 과잉행동장애(ADHD), 강박장애(OCD) 등을 동반하거나 크고 작은 심각한 행동 문제가 복합적으로 나타나는 질환이다.

틱은 소아에서는 매우 흔한 질병이다. 아동의 10~20%가 일시적인 틱을 보이는데 7~11세 때 증상이 가장 많이 나타난다. 학령기에 일과성으로 5~15%를 보이다가 1%가 만성 증상을 보인다. 눈 깜빡거림, 얼굴 찡그리기, 코 킁킁대기, 기침 등의 단순 운동 틱 외에 복잡 운동 틱은 몸 냄새 맡기, 손 흔들기, 발차기 등 통합적이며 목적이 있는 행동처럼 보이기도 한다. 음성 틱으로는 저속한 표현의 외설증, 따라 말하는 방향 언어 등이 있다. 다양한 운동 및 음성 두 가지 틱 증상을 모두 보이다가 1년 이상 지속되고 18세 이전에 병적으로 진단되면 '투렛증후군'이라고 부른다.

소아에서 흔한 틱장애는 유전적, 뇌 구조 및 기능적 이상, 뇌의 생화학적 이상, 호르몬, 출산 과정에서의 뇌 손상, 세균 감염과 관련된 면역반응 이상 등이 관련 있는 것으로 추정하지만 학습 요인, 심리적 요인 등이 틱의 발생과 악화에 중요한 역할을 한다. 일시적인 가벼운 틱은 주변의 관심이나 환경적 요인에 의해 강화되어 나타나거나 특정한 사회적 상황과 연관되어 나타날 수 있다. 가족이 아이의 틱 증상을 오해하고 창피를 주거나 벌을 부과해 증상을 제지하려고 시도하면 아이는 정서적으로 오히려 불안해져 악화되기도 한다.

아이들이 일부러 그런 행동을 보이는 것은 결코 아니니 부모나 교사가 아이에게 화를 내거나 꾸중하는 것은 좋지 않다. 시간에 따라 증상의 정도가 변한다. 갑자기 증상이 심해졌다가 며칠 후 줄어드는 경우도 많다. 어느 날은 눈을 깜빡거리다가 며칠 후에는 코를 킁킁거리는 식으로 변할 수도 있다. 대부분 7~15세의 증세가 가장 심하지만 점점 악화된다. 투렛증후군에

서 아동의 30%는 증상이 있더라도 약화되지만 나머지는 성인
이 된 후에도 증상이 남을 수 있다.


1. 단순 운동 틱: 눈 깜빡거리기, 얼굴 찡그리기, 머리 흔들기,
   입 내밀기, 어깨 들썩거리기
2. 복합 운동 틱: 자신을 때리기, 제자리에서 뛰어오르기, 다
   른 사람이나 물건 만지기, 물건 던지기, 손 냄새 맡기, 남의
   행동 따라하기, 자신의 성기 부위 만지기, 외설적인 행동
   하기
3. 단순 음성 틱: 코 킁킁거리기, 가래 뱉는 소리내기, 기침 소
   리내기, 빠는 소리내기, 쉬 소리내기, 침 뱉는 소리내기
4. 복합 음성 틱: 사회적 상황과 관계없는 단어 말하기, 욕설
   뱉기, 남의 말 따라하기, 자신도 모르게 얼굴, 목, 어깨, 몸
   통 등을 반복적으로 재빨리 움직이거나 이상한 소리내기


위에서 심한 증상은 자칫 사회적, 직업적, 다른 중요한 기능
영역에서 심각한 고통이나 장해를 일으킬 수 있다. 게다가 그들
에게 우울증, 주의력 결핍, 과잉행동장애, 반항성 도전장애 등
의 다른 정신과적 문제까지 있는 경우가 많아 더 심각한 장애가
될 수도 있다. 다행히 만성 틱장애, 투렛증후군은 약물치료가
가능하다. 분명히 만성질병이지만 전체적인 예후는 좋은 편이

다. 음성 틱은 완전히 사라지고 근육 틱도 호전되는 경우가 많기 때문이다.

　의예과 시절에 보았던 음악영화의 걸작 「아마데우스」는 볼프강 아마데우스 모차르트가 사망한 1790년대부터 널리 퍼진 소문에 근거해 쓴 희곡을 바탕으로 제작되었다. 아카데미 8개 부문을 수상한 영화다. 영화음악 CD로 클래식을 듣게 된 추억이 서린 「아마데우스」에서 모차르트 사후 죄책감에 여러 번 자살을 시도한 끝에 정신병원에 수용된 안토니오 살리에리가 그를 찾아온 신부에게 음악가로서의 자신의 인생을 이야기하는 장면이 나온다. 모차르트의 천재성을 조명하고 그의 비극적인 최후를 추적하는 영화로 보이지만 그 이면에는 아무리 노력해도 절대로 천재를 따라잡을 수 없는 평범한 사람의 고뇌와 좌절을 이야기한다.

　영화 속 모차르트는 음악적 천재성에도 불구하고 일상생활은 폐인에 가까울 만큼 방탕하게 묘사되었다. 버는 돈이 적지 않아도 아내에게 선물을 사주고 최신 유행에 맞춰 옷을 사고 밤마다 화려한 파티에 돈을 탕진했다. 기분파 모차르트는 '쏘는' 데도 천재였다.

한편, 아마데우스 영화가 만들어질 무렵 세계 정신과학회는 여러 가지 증상으로 유추되는 모차르트의 투렛증후군 가능성 을 제기했다. 그가 얼굴을 찡그리는 특유의 모습과 손발을 반복 적으로 움직이고 신음을 냈다는 기록이 있는데 이것은 운동 틱 과 음성 틱의 일반적인 증상이기 때문이다. 쉴 새 없이 뛰어다 니고 불필요하게 건물을 오르내리는 등의 과잉행동을 보였는 데 심지어 작곡작업을 하거나 걸어가거나 자전거를 타거나 당 구를 칠 때도 그런 행동을 했다.

그의 과장된 웃음이나 행동은 영화 속에서도 묘사되었는데 일반적으로 스트레스 상황에서 틱이 악화되는 것을 감안하면 천재로 불린 모차르트도 작곡이 큰 스트레스였을 것으로 추측 된다. 그의 가족과 지인의 증언에 의하면 식사할 때 자신도 모 르게 냅킨의 구석을 꼬아 윗입술을 문지르고 입술로 기괴한 찡 그린 표정을 지었다. 팔다리도 항상 움직였는데 어디서나 피아 노 연주를 하고 있었다. 모자, 주머니, 시계, 식탁, 의자 등이 건 반인 것처럼.

오페라를 관람할 때도 안절부절 손과 입술을 움직였다. 이러 한 불수의적 동작 연구자들은 강박증을 원인으로 보기도 한다. 실제로 청결 집착증이 심했고 물건을 만지는 버릇도 있었다. 모

**117**

차르트가 쓴 여러 통의 편지에는 저속하고 외설적인 내용과 함께 강박적 외설증과 배설기호증(Scatology)이 의심되는 내용도 있었다. 남은 여러 통의 편지에 그 증거들이 있는데 심하면 스스로 주체할 수 없을 만큼 배변과 항문 관련 내용이 자주 표현되어 있어 세계 정신과학회의 모차르트의 투렛증후군 추정을 뒷받침한다. 하지만 그의 처남은 그가 정신을 집중해 작업할 때만 그런 모습을 보였지 그 외에는 매우 얌전한 청년의 모습이었다고 평하면서 그런 모습은 자신이 즐거움을 얻기 위해서라는 생각이 들었다고 했다. 이런 강박 외설증 등의 증상은 투렛증후군의 특징적인 증상이지만 모차르트가 살았던 시대나 사회에서 통용될 수 있는 수준의 언어일 수도 있다는 의견도 있다.

또 하나 주목할 것은 그의 기분 변화인데 모차르트는 작곡이나 연주를 하다가 갑자기 미친 듯이 방을 뛰어다니고 탁자와 의자를 넘고 고양이처럼 울어대고 통제 불능인 아이들과 공중제비를 돌기도 했다. 그는 이런 부적절한 행동의 결과를 대부분 의식하지 못했던 것으로 추측된다. 가족도 그런 부주의한 행동을 묘사했는데 오늘날 연구자들도 주의력결핍 과잉행동장애(ADHD)로 진단할 수 있다고 보고 있다.

영화 「아마데우스」에서 장난기 가득한 '까르르'대던 모차르트의 정신세계가 들여다보인다. 실제로 그는 주의(Attention)를 유지하기 어려웠는데 그의 음악에서도 나타난다. 바이올리니스트 칼 디터 폰 디터스도리(Karl Ditter von Dittersdori)는 모차르트의 음악을 청중의 호흡을 고려하지 않은 음악으로 하나의 아름다운 주제를 유지하지 못하고 더 매력적인 주제로 바로 이어지는데 결국 통일된 아름다운 멜로디를 유지하기 어려운 결과를 초래했다고 평했다.

다른 사람들은 ADHD가 아닌 양극성장애(Manic-Depressive Psychosis)로 해석하기도 한다. 또는 투렛증후군이나 양극성장애(조울중) 둘 다 동반되었을 수도 있다. 일부에서는 그의 천재성과 특이한 인격의 표현이라는 설명도 있으며 그가 겪었을 수많은 스트레스와 내부의 긴장을 해소하려는 행동으로 보기도 한다. 이렇게 해석의 여지가 많고 불확실하다는 것은 그만큼 모차르트의 행동이 쉽게 설명되지 않을 만큼 특이했다는 뜻이다.

우리 주변에도 말끝마다 욕설을 내뱉는 청소년, 대화 도중 무의식적으로 욕설을 추임새로 넣는 버릇이 있는 친구들, 일부러 의식하고 그런 행동을 보이는 것은 결코 아닐 수도 있지만 사회적, 직업적, 다른 중요한 기능 영역에서 심각한 고통이나 장해를 초래할 수도 있다는 점에서 고쳐나가야 한다. 게다가 우울증, 주의력결핍, 과잉행동장애, 반항성 도전장애 등의 다른 정신과적 문제까지 동반한다면 더 큰 불행이 올 수 있다. 심한 욕설, 반사회적 표현, 성 관련 음란한 표현, 배설물 관련 저속한 표현을 충동적으로 반복해 사회생활에 장해가 생기고 정신질환까지 동반된다면 자신뿐만 아니라 가족과 주변 사람 모두 아픔을 겪는다.

외설증이 있는 틱은 치료가 어렵다고 한다. 틱 증상이 있는 아이가 외설증을 보이는 원인은 명확하지 않다. 정상적인 발달 중 4~5세 무렵 일시적으로 저급하고 비속적이고 외설적인 말을 즐겨 하는데 그 시기에 외부의 강한 억압이 관련된 것으로 추측할 수도 있다.

먼저 약물치료는 뇌 내부의 도파민의 활성을 억제하는 항정신병 약물이 치료제로 주로 선택된다. 행동치료는 이완훈련, 자기관찰 등의 기법을 사용하는데 틱 발생을 막기 위해 경쟁반응을 사용하는 '습관 반전' 기법을 사용할 수 있다. 투렛장애의 심리적 스트레스를 유발하는 환경 인자의 조정이 도움이 된다. 즉, 유발 원인 분석과 틱 발생이 유발되면 충동이 유발될 때 '외설' 대신 '고마워요'를 외쳐보는 건 어떨까.

온라인 시대인 현대사회에서 SNS 공간은 무시할 수 없다. 소셜미디어(SNS: Social Media)도 엄연히 공적 공간이며 수많은 이용자의 각종 관종, 어그로꾼, 악질 유저로 넘쳐난다. 평범한 게시물에 온갖 꼬투리, 트집을 잡으며 시비를 걸고 감정적으로 싸우게 되어 문제가 되는 경우가 많다. 악성 댓글은 타인을 악의적으로 비하할 목적의 댓글이다. 약칭인 악플(악성 리플)도 틱장애의 '외설증'과 같이 충동적, 반복적으로 소셜미디어 생활에 장해가 생기고 결국 자신뿐만 아니라 주변 사람까지 모두 아픔을 겪는다. 악플의 반대말은 '선플'이다.

틱장애의 '외설증' 행동치료에서 틱 발생을 막기 위해 경쟁반응을 사용하는 '습관 반전' 기법으로 틱 발생 충동이 유발될 때 '외설' 대신 '고마워요'를 외치듯 충동적이고 반복적인 악플 대신 선플을 습관으로 반전해보는 건 어떨까.

모차르트 시대나 오늘날의 연예인은 예술가적 스트레스나 창작과 성장의 압박감이 똑같을 텐데 같은 시대의 온라인 이웃이 SNS 외설증의 악플 배설로 사회적, 직업적 고통이나 장해를 경험하는 것이 안타깝다. 또 다시 200년 후 어느 유명인을 주인공으로 인용한 영화 「욕 나오네」의 아카데미상 수상이 토픽뉴스가 될 수도 있다.

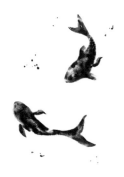

# 骂人的话

# 네 글자 욕 – 육두문자

'Four-letter Word'는 '네 글자'로 된 영어 단어로 모욕적인 뜻을 가진 단어를 말한다. 수많은 욕설(Swear Words) 중 우연히 '네 글자'인 단어가 많아 지칭하게 된 단어로 '욕'이라는 단어를 직접 지칭하지 않으면서 '욕설'이라는 우회적인 표현을 할 수 있다. 우리가 대화에서 '쌍욕'을 '육두문자(肉頭文字)', '쌍시옷', '쌍지읒' 등으로 빗대어 쓰는 것과 비슷하다.

사전에는 'fuck, cunt, jizz, shit, tits, piss' 등이 예시되는데 대부분 '성교, 배설, 성기' 관련 단어이다 보니 '비뇨의학'과 무관치 않다. 종교적인 '지옥' 관련 단어나 인종을 모욕하는 단어도 우연히 네 글자인 단어가 많아 입에 오르내린다(damn, crap, hell, piss, wang, cock, dick, knob, muff, puss). Four-letter Word는 유머러스한 표현이 되기도 하는데 'work(노동)'가 즐겁지 않은 일을 나타내거나 'golf(골프)'가 '실망스러운 인생의 좌절을 맛보게 하는 운동이나 경험'을 나타내기도 한다.

1993년 저널리스트 더그 로바체크(Doug Robarchek)는 "그동안 얼마나 많은 four-letter word 정치인(Ford, Dole, Duke, Bush, Gore 등)이 우리에게 얼마나 많은 four-letter words를 생각나게 했는가?"라고 일갈한 바 있다. 얄궂게도 'LOVE(사랑)'도 네 글자 아닌가.

동양에서 '네 글자'는 교훈과 비유적 표현으로 언어의 품격을 높이는 사자성어로 사용되는 반면, 영어에서는 저속한 욕설로 배설, 남녀의 성기, 성행위 관련 단어에 비유되는 경우가 많다. 많은 욕설 중 우연히 네 글자(shit, fuck)가 많아 생긴 단어로 '욕'이라고 직접 지칭하지 않으면서 '욕설'이라는 의미가 있다. 동·서양의 의미가 대비된다는 생각에 『네 글자』라는 책을 출간한 적이 있다. 그 내용 중에 이태리어 인사말 'Ciao(차오)'가 있는데 중국어 '차오'는 초보 중국어 학생도 다 아는 중국어 최고의 욕(操, 肏)이라고 말했다.

차오니마(操你妈), Fuck your mother!

'조조(曹操)'는 『삼국지연의』에서 '간신의 대명사'로 낙인찍혀 오늘날까지 파렴치한 인물의 전형으로 각인된 인물이다. 오죽하면 성씨 '조(曺)' 글자까지 우리나라에서는 성씨 '조(曹)'로 바꾸어 다른 글자의 성이라고 말할 정도다. 그런데 조조(曹操: 차오차오)의 중국어 발음 성조는 2성, 1성으로 다르지만 중국 최고의 욕(操, 肏: 차오, 4성)과 발음이 같은 글자가 두 번이나 반복된다는 사실이 중요하다. 발음에 신경쓰이지 않을 수 없다.

우리나라에서도 '쌍시옷 욕'을 다 발음하는 것은 무안해 '씨' 정도로만 발음하듯이 중국어에서도 일상 대화에서 차오 대신 擦(차: 비비다, 마찰하다) 정도로 발음하고 발음을 피하는 글자인데 조조는 '차오'를 두 번씩이나 발음하니 그 이름은 발음부터 골치 아프다. 골치 아픈 것을 싫어하는 요즘 젊은 세대는 중국어에서 내뱉는 '열여덟'에 해당하는 감탄사 욕(Damn it!)인 차오(操, 肏), 차(擦) 다 그만두고 변화된 발음의 워카오(我靠[wǒ kào])를 내뱉으며 욕설로 대신한다.

워카오!

역사적으로 세계대전과 전쟁 시기 외에는 일정 변동이 없었던 올림픽경기가 2020 도쿄 대회는 연기되어 2021년에서야

'2020 올림픽'이라는 이름으로 천신만고 끝에 마무리되었다. 분양이 연기된 올림픽선수촌 아파트, 무관중 개최로 인한 손실 등 말 못 할 손실을 떠안고 감염병에 대한 내부의 불만까지 쌓여 사면초가인 일본 정부에 동정이 간다. 국내에서는 올림픽 역사를 새로 쓴 양궁이나 체조, 메달과 상관없이 미래의 가능성을 보여준 젊은 대표선수들의 힘찬 모습에 감동했다.

한편, 욱일기, 후쿠시마 이야기 등 유쾌하지 못한 올림픽 뒷이야기 중 모두를 놀라게 한 사건이 있었다. 한국과의 경기 내내 소리를 지르던 중국 배드민턴 선수의 기합 소리가 욕이었다는 것이다. 배드민턴 여자복식 조별리그에서 20대 중국 여자선수 천칭천(Chen Qingchen)은 우리나라 선수와의 경기에서 '워차오'라는 욕설을 남발했다. '워차오(我操)'는 'Fuck'에 해당하는 욕이다. 조별리그 경기였던 탓에 상대적으로 큰 주목을 받지 못하고 넘어갈 뻔했지만 홍콩과 대만 등에서 먼저 파문이 일었고 국내 언론에도 보도되었다. 올림픽경기 도중 이렇게 저질스러운 욕을 해도 되는가? 현지 소식에 의하면 총 25번 욕을 남발했다고 한다. 그 선수가 'Watch out(워치 아웃)' 발음을 잘못한 것이라고 중국인들은 궁색한 변명을 하는데 헛웃음만 나올 뿐이다.

감동적인 필승결의로 주목을 끈 한국 여자배구 대표팀의 김

연경 선수가 '식빵 언니'로 통하는 사연은 알려진 대로 브라질 리우올림픽 당시 한국 대 일본전에서 경기에 몰입한 나머지 공격이 실패하자 '18 × ×'이라는 욕설을 했는데 하필 그 장면이 중계 카메라에 그대로 담겼고 그것을 본 한국 네티즌들은 그녀에게 '식빵 언니'라는 별명을 붙여주었고 투혼을 발휘하는 멋진 승부욕을 가진 그녀의 애칭으로 알려졌다. 똑같은 '쌍시옷' 욕인데 중국 여자 배드민턴 선수 천칭천은 '쌍욕'으로 매도하고 우리나라 여자배구 선수 김연경은 '애칭'으로 포장해 감싼다고 비판할 수도 있다.

정신의학적으로 욕하는 병 '틱장애'가 있다. 자신도 모르게 얼굴, 목, 어깨, 몸통 등 신체의 일부를 무의식적으로 재빨리 반복적으로 움직이거나 기괴한 소리를 내는데 다른 정신과적 문제까지 동반할 수 있다. 운동 틱과 음성 틱으로 구분하는데 드물게 심한 욕설을 내뱉는 외설증이 나타나면 욕설, 반사회적 표현, 성 관련 음란한 표현을 충동적, 반복적으로 사용한다. 이 틱장애의 정의대로 2020 도쿄올림픽의 두 여자선수를 보면 중국 여자 배드민턴 선수의 외설증이 의학적 정의에 부합한다는 것을 알 수 있다.

최근 중국은 틱장애가 아닌 젊은이들 사이에서 한류 욕설(韓

流 辱說)을 반복적으로 멋들어진 추임새로 사용하는 추세다. 전 세계적인 한류 열풍으로 'K-Pop', 'K Food' 전파 소식도 기분 좋지만 최근 한류 영화나 드라마로도 기분 좋은 소식이 전해진다. 하지만 중국 드라마에서 자신들의 발음으로는 듣기 좋다고 한국 욕설을 중국어로 마구 쏟아내는 모습은 너무나 어색하다.

'성교'를 뜻하는 중국어 차오, 차(擦), 심지어 변화된 발음의 카오(我靠[wǒ kào]) 등이 중국어에서 내뱉는 '열여덟'에 해당하는 감탄사 욕인데 최근 드라마에서는 자신들의 욕설 대신 한국 욕설을 발음이 듣기 좋다고 마구 내뱉는다. 심지어 고전 드라마에도 나온다. 자신들은 듣기 좋은 발음이라는데 우리가 웃어넘기기에는 썩 기분이 좋지 않다.

'아 씨바(阿西吧)'라는 한국어 발음을 흉내낸 것이 대표적인 욕설인데 남녀 주인공들이 마구 '열여덟' 감탄사를 '열여덟~ 열여덟~'이라고 외치고 있으니 웃을 수도 울 수도 없는 노릇이다. 'K 욕설'은 어느 매스컴의 뉴스에도 나오지 않는데 중국에서는 이렇게 '阿西吧[ā xī ba]'를 외치고 있으니 요즘 돌아가는 세상 상황도 마음에 안 드는데 필자까지 욕이 나온다.

에이 빌어먹을!(阿西吧[ā xī ba]!)

**128**

중국인들이야 수준이 낮다고 치더라도 민심도 흉흉한데 일 반인은 이해하기도 어려운 Four-letter Word, '네 글자'로 된 우아한 영어 단어를 민의의 대표기관인 국회에서 의원님들이 쓴다는 소식이다. 세계적으로 앞서가는 언론중재법 처리 과정 에서 의장님께 드린 영어 'GSGG' 호칭과 기자들과의 '뭣도 몰 라' 대담 이야기의 배경에 대해 설왕설래 중이다.

'정부는 국민의 일반의지에 봉사해야 한다: 'Government serve general G'를 줄여 쓴 표현'이라는 GSGG는 그동안 네 글자 욕설 책을 출간한 필자조차 처음 듣는 창조적인 Four-letter Word인 것 같다. 의료계에서는 비슷한 약자를 많이 사 용해 'GSK(GlaxoSmithKline: 글락소스미스클라인 제약회사)'라는 약어는 가끔 중의적으로 사용해 보았지만 법률적인 약어에 필자가 워낙 문 외한이어서 새롭고 심오한 네 글자 공부에 뉴스 보는 재미가 쏠 쏠하다. 친구가 웃으며 문자를 보내왔다. '그러니 국회의원들 후원계좌에 송금액이 모두 18원씩 팍팍 찍힌다잖아. 하하!'

肉頭文字

# 신사숙녀 - 나쁜 년놈

우리는 '남', '녀' 글자의 무게를 어떻게 느끼며 살아갈까? 한자(漢子)가 만들어지는 과정에서 '계집 녀(女)'의 의미와 역할을 보고 여성이 글자를 바꿔버리고 싶은 마음은 충분히 이해가 간다. 10여 년 전 한 여성단체가 '女' 자가 들어간, 여성을 비하하는 한자의 글자를 바꿀 것을 주장했다. '계집 녀(女)' 한자에서 부정적인 뜻은 우리 탓은 아니지만 꺼림직한 것이 사실이다. 한자 공부를 시작하면 사내아이들이 '계집 녀(女)'의 쓰임새를 보고 키득댔을 것 같다. 남존여비(男尊女卑), 여필종부(女必從夫), 삼종칠거(三從七去) 등은 생각만 해도 가슴이 무겁다.

'사내 남(男)'과 '계집 녀(女)'를 비교해보면 지체 높은 선비의 독선이 여실히 보인다. 남(男)은 밭(田)에 힘(力)을 더한 회의문자이고 여(女)는 여인의 다소곳한 자태를 나타낸 상형문자다. 남(男)은 합자로 쓰임이 없는 반면, 여(女)는 부정적인 의미의 쓰임새가 너무 많다. 오죽하면 여성단체가 女와 합쳐진 부정적인 의미의 글자를 개정하자고 했을까. 여(女)와 여(女) '두 계집(奻)'이 만나면 '레즈비언(Lesbian)'이나 '여성 동성애자'가 아니라 법적으로 다툰다는 '奻 송사(訟事)할 난'이 되고 셋이 모이면 '간사할 간(姦)'이 된다.

'계집 녀(女)' 글자가 만들어지던 시대에 전쟁과 관련해 만들어진 한자가 많다는 배경을 알게 되면 당시의 상황을 읽을 수 있다. 妾 자는 '첩'을 뜻한다. 妾 자는 立(설 립) 자와 女(계집 녀) 자가 결합된 것 같지만 立 자는 辛(매울 신) 자가 생략된 것이다. 辛(매울 신) 자는 노예의 몸에 고문하거나 문신을 새기던 도구를 상징한다. 辛 자와 女 자가 결합된 妾 자는 전쟁에서 획득한 '여자 노예'를 뜻했다.

接(이을 접) 자는 '접촉하다', '잇다', '대접하다'라는 뜻이다. 接 자는 手(손 수) 자와 妾(첩 첩) 자가 결합된 모습이다. '여종'이라는 뜻의 妾 자에 手 자가 결합된 接 자는 여종은 일을 많이 하고 사

람도 많이 접한다는 의미에서 '접촉하다', '대접하다'라는 뜻이
파생되었다.

노비(奴婢)는 남종과 여종을 통칭하는데 남종까지 계집 녀(女)
에 또 우(又: 오른손)를 조합해 손으로 노예를 잡고 여자 노비를 부
리는 모습을 표현했다. '같을 여(如)' 자는 '같게 하다', '따르다'라
는 뜻이다. 如 자는 女(계집 녀) 자와 口(입 구) 자가 결합된 모습으
로 여자가 남자의 말에 순종하는 모습을 나타냈다. 부권 중심의
전통사회에서 여성의 순종을 미덕으로 삼던 가치관이 낳은 글
자라고 할 수 있다. 그래서 원래의 의미는 '순종하다'였다. '망할
망(亡)' 자 밑에 '계집 녀(女)' 자를 붙여 망할 계집의 망령할 망(妄)
을 보고 싫어할 혐(嫌)에 계집 녀 변까지 보니 미안한 생각이 많
이 든다.

물론 좋은 의미의 글자도 있다. 먼저 '편안할 안(安)' 자를 보
면 집 면(宀) 밑에 계집 녀(女)로 안방에 앉아 있는 여인을 본뜬
회의문자다. 어머니의 자리와 아내의 위치를 뜻한다. 好 자는
'좋다', '아름답다', '사랑하다'라는 뜻이다. 好 자는 女(계집 녀)와 子
(아들 자)가 결합된 모습이다. 원래 엄마가 아이를 지긋이 바라보
는 모습을 나타낸 것이다.

어미 모(母) 자는 '어미', '어머니'를 뜻한다. 갑골문에는 母 자와 女(계집 녀) 자가 매우 비슷한 모습으로 그려져 있었다. 다만 女 자가 다소곳이 앉아 있는 여자라면 母 자는 여성의 가슴 부위에 점을 찍어 아기에게 젖을 물려야 하는 어머니를 표현하고 있다. 초기 모습과는 많이 달라졌지만 아이를 양육해야 하는 어미의 가슴을 강조해 '어머니'라는 뜻 외에 '기르다', '양육하다', '나이가 많은 여성'이라는 뜻도 갖게 되었다.

10년 전 인민일보에 중국 네티즌들이 여성을 비하하는 16개 한자에서 女 자를 빼자는 주장과 함께 이 한자들에서 '여(女)' 자를 삭제해 성범죄도 줄이자는 주장을 인용한 기사를 보았다. 중국어에 사용되는 한자 중에 여성을 경시하거나 부정적인 이미지를 주는 16개 '女'를 다른 글자로 대체하거나 없애자는 이색 주장이 제기되어 논란이라고 공산당 기관지 인민일보가 보도했다. 상하이(上海)에서 활동 중인 예만톈(葉滿天) 변호사는 '유감스러운 한자 16개, 여성을 존중하지 않고 아이들의 인생관을 오도하다'라는 제목의 글에서 인용했다.

그가 뽑은 한자는 '탐할 람(婪)', '질투할 질(嫉)', '질투할 투(妒)', '싫어할 혐(嫌)', '아첨할 녕(佞)', '허망할 망(妄)', '괴이할 요(妖)', '노예 노(奴)', '기생 기(妓)', '노는 계집 창(娼)', '간사할 간(奸)', '사통할

빈(女姘)', '매춘부 표(女表)', '음탕할 표(嫖)'다. '오락 오(娛)'와 '희롱할 사(耍)' 자도 포함되었는데 성의학적으로 들여다봐도 민망하다. 각각 쾌락과 가지고 논다는 부정적인 의미이기 때문이다.

예 변호사는 이 16개 한자에는 한결같이 '女' 자가 포함되어 있어 여성은 부정적이고 혐오스러운 일과 관련 있는 것처럼 오도될 우려가 있다면서 글을 배우는 어린 학생에게 무의식적으로 여성을 경시하는 의식을 심어줄 우려가 있다고 주장했다.

국내에서의 주장은 Ladies and gentlemen(서양: 영어), 女士们先生们(동양: 중국어)에서 보듯이 동·서양 어디서도 여성과 숙녀분을 앞세워 인사말을 전하는데 한국에서 유독 '신사숙녀 여러분'이라는 호칭으로 남성을 우선한다고 한국사회의 남성우월주의를 비판하는 근거로 제시한다. 게다가 욕설할 때는 '나쁜 년놈들'이라고 여성을 앞세우니 여성비하의 또 다른 증거로 내세운다. 하지만 우리나라에서는 결혼 후에도 성씨를 바꾸지 않고 여성을 존중하고 있지 않은가.

중년이 넘은 아내를 허물없이 이르는 다정한 우리말 '마누라'의 의미는 조선 시대 대대 마노라, 대전 마노라, 선왕 마노라와 같이 마마와 혼용되어 쓰이던 '극존칭어'였다는 사실만 보더라도 단어의 순서 배열을 뛰어넘는 우리 사회의 여성 존중이 역사적으로 증명된다. 단지 조선 왕조가 쇠퇴하며 봉건시대가 막을 내리면서 종2품과 정3품을 이르던 '영감'이라는 단어는 나이 먹은 노인을 가리키는 말로 격하되고 계급사회의 몰락과 함께 마누라라는 단어의 의미도 점점 낮아졌다.

실제로 '마노라'는 조선 중기 '마마'와 별 차이 없이 함께 불리다가 조선 후기 들어 '마마'보다 한 급 아래 칭호로 쓰였다. 자기 마누라에게 '마마'와 동급이라고 이야기해도 이제는 '마누라'라는 호칭을 높임말로 여기는 중년여성이 없는 것이 문제이지만. 부부싸움에서 드러나는 호칭인 '여편'과 '남편'도 변질된 단어다. 남성 중에 툭하면 '여편네가 뭘 안다고!'라고 무시하는 호칭으로 쓰다 보니 부정적인 의미가 되었다. '님'과 '남'이 점 하나 차이라는 유행가 가사가 '남편'의 의미를 퇴색시킨 탓인지 '남편'을 남(타인)의 편이라고 그 정의가 바뀌고 있다니 정말 안타깝고 섭섭할 따름이다.

21세기 우리나라 부부생활의 남녀 위상이 어떤지는 더 이상 한자를 사용하지 않는 이유와 같다고 할까? 이제는 성기능장애 상담 내용으로 진료예약을 신청하는 분이 아내인 경우가 적지 않다. 결혼하기 전 기능적인 면을 겪어보니 이전 사람들보다 현저히 떨어지는 것 같다고 치료를 잘 부탁하시는 예비신부님을 상담실에서 만난다. 그리고 진료실에서 아내에게서 매를 맞는 남편과도 상담하고 있다. 다른 세상이 되었다!

부부 상담 속에 파묻히면 '여편'과 '남편'의 대화 속에 균형감 각을 잃기 쉽다. 부부 갈등을 듣다 보면 탈무드에서는 인생에 늦어도 상관없는 두 가지를 '결혼과 죽음'이라고 한 말이 이해가 간다. '결혼은 미친 짓이다!'라는 영화도 있었다. 결혼은 결코 쉬운 결정이 아니다. '영원한 것은 없다.' 그래도 많은 사람이 영원한 사랑을 꿈꾼다.

하지만 현실은 어떤가? 사랑은 쉽게 시들고 만다. 영원을 꿈꾸는 사랑에는 네 가지 조건이 있다. 일상적, 성적, 정신적 조화를 통해 '가치관 공유'까지 함께 해야 한다. 즉, 행복한 결혼생활의 열쇠는 어울리는 배우자를 선택하는 것이다. 갈수록 쉽게 이혼하는 현실에서 30~50년 이상 결혼생활을 해온 분들이 공감하는 요소로 '가치관 공유'를 꼽는다.

근본적인 어려움은 상대방이 나와 전혀 다른 삶을 살아온 '여편'과 '남편'이라는 것을 이해해야 하기 때문이다. '완벽'은 '행복'의 반대말이므로 완벽해 보이는 결혼은 행복의 동의어가 결코 될 수 없다. 인간의 유한한 생각으로 성품의 본질을 선악으로 정할 수 없듯이 결혼의 본질을 성이나 가치관이라고 할 수는 없다. 하지만 비뇨기과 의사의 판단으로 나이든 현인들이 더 중요하다고 지적한 '인생의 가치관'만큼 '성적 가치관'도 중요하다.

비뇨기과 진료실에서 상담하다 보면 극단적인 사례가 속출한다. 성의학자들이 성적 고민을 지칭하는 말 못 할 괴물(Unspeakable Monster)이라는 표현이 오랫동안 담아온 짐이라면 성기능 관련 면담을 하다가 환자가 내려놓는 성적(性的) 사생활은 필자도 감당하기 힘들 때가 많다. 진료실 의자가 많이 부러졌고 잇몸을 깨물다가 구강 점막도 많이 상했다. 심각도를 공감하기 힘든 성적(性的) 극단, 익스트림도 많고 상담 경험을 쌓으면서 많이 훈련했지만 상담하면서 표정 관리를 하기 힘들 때도 있다.

백영옥 작가의 사랑에 관한 이야기 『그냥 흘러넘쳐도 좋아요』에 남녀의 사랑 질문에 대한 우문현답이 소개되어 있다. '사랑 정말 어렵죠. 함께 있으면 괴롭고 혼자 있으면 외로우니까. 괴로움과 외로움 둘 중 하나를 선택하면 됩니다.'

알랭 드 보통도 독신에는 외로움, 결혼생활에는 숨막힘, 분노, 좌절이 뒤따른다고 했다. 노벨평화상을 수상한 넬슨 만델

라는 모진 역경을 이겨내고 인종차별의 가해자를 용서한 평화
주의자임에도 자신이 이겨내지 못한 유일한 사람은 아내였다
고 했죠. 복싱 헤비급 세계 챔피언 무하마드 알리도 이렇게 말
했다. '가장 힘든 싸움은 첫 번째 아내와의 싸움이었다.'

  인간은 끊임없이 변화하는 존재다. 이 사실을 받아들이는
것이 '여편'과 '남편'이 좋은 부부관계를 만드는 첫걸음이다. 가
장 가까운 마누라조차 나와 다른 방식으로 세상을 보고 느끼
는 고유한 존재다. 진료실에서 부부와 면담하면서 느낀 점은
쉽지 않지만 결혼한 후 부부가 합심해 거센 강물의 물살을 거
꾸로 헤쳐 올라가야 한다는 것이다. 그런데 적어도 아래로 떠
내려가지 않고 제자리에라도 있으려면 수면 아래의 발놀림을
멈추면 안 된다.

女士先生

# 회색분자 - 灰色分子

## 2020년 4월 첫날 일기

거리에서

– 윤동주 –

달밤의 거리
광풍(狂風)이 휘날리는
북국(北國)의 거리
도시의 진주
전등 밑을 헤엄치는
조그만 인어(人魚) 나,
달과 전등에 비쳐
한 몸에 둘셋의 그림자,
커졌다 작아졌다.

괴로움의 거리
회색(灰色)빛 밤거리를
걷고 있는 이 마음
선풍(旋風)이 일고 있네
외로우면서도
한 갈피 두 갈피
피어나는 마음의 그림자,
푸른 공상(空想)이
높아졌다 낮아졌다.

회색분자란 소속, 주의, 노선 등이 불분명한 사람이다. 담장 위에 앉은 사람(Fence Sitter)은 이쪽저쪽 아무 쪽에도 발을 내딛지 않는다. 코로나바이러스의 공포 속에 평생 내게 입력된 타인과의 거리 개념, 내가 이뤄온 흔들림 없던 그룹들이 속절없이 무너지는 이 순간에도 어떤 그룹의 인간들은 소속, 정치적 노선, 사상적 경향 따위로 잘잘못을 따지고 있으니 진료실에서 스트레칭을 하면서 쓴웃음을 짓게 된다.

1990년 비뇨기과에 입문했으니 임상의사 경험 30년을 넘기면서 나름 1차 진료 의사로서 함께 지낸 환자들에게 깊은 정이 들었다. 진료실 접점에서 느끼는 환자의 눈빛, 표정, 입가의 무언의 메시지까지 모두 교감하는 소통 도구이지만 얼굴의 절반 이상을 가려버린 원망스러운 마스크는 환자와의 모든 소통 수단을 가려버렸다. 교감의 단절은 오늘 저녁모임과 주말 학술 대회 연기, 취소의 반복에서 느끼는 관계의 허물어짐과는 사뭇 다르다. 어두침침한 막다른 골목 앞에 서서 느끼는 무겁고 깊은 무력감이 내 마음이라면 환자의 뒷모습을 향한 내 마스크 속의 인사말은 점점 허무한 잿빛이 되어간다.

퇴근하면 드디어 긴장을 풀고 마스크를 벗고 지금까지 경험 하지 못한 장시간의 가족과의 저녁시간 대화가 위로가 된다. 오랫동안 보관해온 귀한 술병을 이것저것 고르는 내 모습을 아내 는 반기는 눈치가 아니다. 익숙해져야겠지만.

흑백논리에서 사람들은 흑백으로 나뉘는데 회색분자는 박 쥐처럼 흑백이 섞인 사람 또는 흑백과 엮이지 않은 중립론자나 신중론자를 가리킨다. 코로나바이러스 때문에 박쥐가 더 징그 럽게 여겨지지만 나는 아직도 이 코로나 감염병 사태에서 낙관 도 비관도 못 하는, 담장에서 발을 내딛지 못하는 회색분자, 비 뇨기과 의사다. 제대로 된 백신은 과연 나올지, 우리 가족은 잘 지켜낼 수 있을지, 내일도 진료실에서 확진자와의 접촉이 없을 지 두렵다.

코로나 발생 초기에 숨진 중국 리원량(李文亮) 우한 중앙병원 안과의사의 아내 푸쉐제(付雪洁)가 정리한 남편의 마지막 메시지를 떠올리면 이번 사태가 얼마나 오랫동안 어떤 양상으로 지속될지, 감염조절은 과연 가능할지 불안감을 감출 수가 없다. 사회경제활동은 다 숨죽이고 있으니 모두 죽겠다고 아우성이다!

그 와중에 마스크 대란은 전 국민을 분노케 했다. 이 판국에 무슨 놈의 정치, 사회 '네 편 내 편' 싸움질인가! 환자들의 때가 탄 잿빛 마스크가 오늘도 나를 우울하게 한다. 2월에 마스크 생산판매량 신고를 의무화하고 사재기를 일제 점검하고 수출금지 및 공공판매 비중을 확대한 지 한 달이 넘었다. 그리고 3월 초부터 준(準)배급제, 마스크 5부제를 시행해 약국에서 구입하라는데 정부중심의 유통 대책과 규제 방침은 연일 발표되었지만 이 난국에 편승해 공적 마스크 공급의 인력공급과 배분에 지저분한 짓을 벌였다니 담장 위에 앉아 분노를 삭인다.

# 회색분자(灰色分子)

- 이웅희 -


지팡이와 함께 들어서는
환자의 마스크 겉면이
때가 타 회색으로


개나리가 만발한 거리
마주 오는 백발부부의 대화
'이 꽃 좀 봐!'
'색깔 곱다!'


벚꽃이 만개한 산책길에서
노부부의 거북이걸음을 스쳐 간다
'나, 이번 수술 안 받을래'
아내의 말에
'어쩌려고 그래'
남편의 한숨과 탄식


화사한 날씨에
꽃들은 활짝
젊은이들의 마스크
무늬도 색깔도 흐드러진다

집에 들어가면
내 마스크는 회색(灰色)은 아니지만
입술이 스쳐간 안쪽은
숯검정으로 타들어 가겠다

어쩌면 잔인하게도
4월의 벚꽃이 회색으로 보이는가!

灰色分子

# 영웅호색

## 英雄好色

영웅(英雄)은 여색(女色)을 좋아하는 버릇이 있음

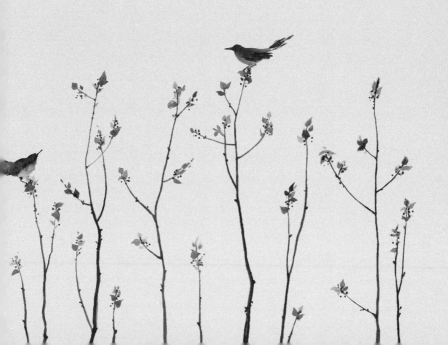

# 색즉시공 – 내려놓기

　　　　　　　　　우리 삶의 현실상의 모든 물질적 존재는 인연으로 만들어진 것으로, 불변하는 고유의 존재성이 없음을 이르는 말로『반야심경』에 나오는 '색즉시공(色卽是空)'은 물질적 존재에 대한 불교의 개념으로, '압축된 네 글자'임에도 불구하고 한국에서는 너무나 유명했던 영화「색즉시공 1」과「색즉시공 2」때문에 전 국민이 넓은 의미의 네 글자를 비뇨의학적으로 머릿속에 선정적으로 아로새긴 역사적인 '비뇨철학적 네 글자'다. 또한 '색(色)'이라는 이 책의 주제를 통찰해 가장 중요한 '네 글자'여서 의미가 깊다고 하겠다.

　'색(色)이 곧 공(空)이다.'『반야심경』의 의미는 '색은 물질적 존재'를 뜻하며 '공은 실체가 없다는 연기(緣起)의 이치'를 말한다. 곧 물질적 존재인 색은 연기의 이치에 의해 형성된 것이므로 실체가 없는 것(空)과 같다는 의미다. 이 구절은 '색불이공 공불이색 색즉시공 공즉시색(色不異空 空不異色 色卽是空 空卽是色)'이라는 전체 문장에서 떼어놓고 해석하기 어렵다.

색–공에서 공–색으로 어순을 바꿔 거듭 언급하는 것은 첫 번째 색–공 구조에서는 현상세계의 생멸변화하는 물질적 현상의 실상은 실체가 없다는 것, 두 번째 공–색 구조에서는 진리를 깨달은 세계의 시점에서는 실체가 없다는 이 법이 물질적 현상에 담겨 있다는 것을 말하기 위해서다.

색과 공의 관계를 범부 중생과 부처, 미혹과 깨달음, 현상과 실상, 진리 차원에서 설명하면 범부, 중생의 눈으로는 색은 실재하는 것으로 보이지만 부처의 눈으로 보면 실체가 없는 공이니 "현상세계의 색이 영원히 존재하는 실체일 거라고 생각하는 미혹에서 벗어나 그 실상을 보고 집착을 버리고 깨달아야 한다"라는 가르침이다.

영화 「색즉시공」은 임창정, 하지원 주연으로 「두사부일체」를 연출한 윤제균 감독의 작품이다. 내용 구성은 '아메리칸 파이' 등과 유사한 성, 오락, 코미디 장르다. 노른자가 없는 정체불명의 계란 프라이나 에어로빅 대회를 관중석에서 구경하던 박준규의 엽기적 행각과 같이 여러모로 과거 영화에서 볼 수 없던 '성적 장면'이 관객의 기억에 '색(色)'을 칠해 놓았다. 나름대로 호평을 받고 재미있다는 입소문까지 퍼지면서 시대를 잘 타고난 영화로 흥행에 성공했다. 2002년 개봉 기준으로 관객 400만 명을 기록했고 국내에서는 이듬해인 2003년 연말이 되어서야 관객 1,000만 명을 최초로 돌파한 영화가 등장했다니 당시로는 대기록을 남긴 영화다.

작품성 평가와 별도로「색즉시공」은 대한민국 영화계에서 사실상 본격적인 섹시 코미디 장르의 원조 격인 기념비적 작품이다. 그래서「색즉시공」의 성공 이후 비슷한 장르의 섹시 코미디 영화의 봇물이 터졌지만「색즉시공」만큼 흥행에 성공한 영화도 드물다.

「색즉시공」이 흥행에 성공한 이후「마법의 성」,「여고생 시집가기」,「색즉시공 2」까지 유사 영화가 쏟아졌다. 당시 성인들만큼 중·고등학생 사이에서도 의외로 폭발적인 관심을 끌었다. 코미디물이자 성(性)을 중점으로 다룬 영화 중에서 이만큼 재미있던 영화는 거의 없었지만 5년 후인 2007년「색즉시공 2」는 속편의 징크스를 깨지 못한 채 평범한 평가를 받았다. 그럼에도 1편은 400만 명, 2편은 200만 명의 관객을 불렀다.

'빛 색(色)'의 사전적 의미인 '빛을 흡수하고 반사한 결과 나타나는 사물의 밝음이나 어두움, 빨강, 파랑, 노랑 따위의 물리적 현상', '같은 부류가 가진 동질적 특성'과 같은 일반적인 국어사전에서의 '색(色)'의 의미다. 하지만 '색(色)이 곧 공(空)이다!'에서 색의 의미는 "우리 현실세계의 색(물질적 존재)이 영원히 존재하는 실체일 것으로 생각하는 미혹에서 벗어나 그 실상을 보고 집착을 버리고 깨달아야 한다"라는 가르침이다. 색(色)이라는 단어의 의미인 '물질적 존재'보다 더 현실감각적인 '색정, 여색, 색사(色事)'라는 의미를 『반야심경』의 핵심적 네 글자인 '색즉시공'을 이용해 영화에 덧씌우는 데 성공하는 바람에 우리나라에서는 대중의 머릿속에 '빛 색(色)'의 마지막 사전적 의미를 맨 처음으로 바꿔버리고 말았다.

## 내려놓고 멈춰보자

필자가 성의학적인 격언으로 승화시킨 '색즉시공'은 성기능장애로 고민하는 환자에게 진료실에서 이해를 돕기 위해 『멈추면 비로소 보이는 것들』에서 쉽게 풀어쓴 혜민 스님의 깨달음을 통해 설명하고 있다. '사람은 어떻게 살아야 행복해지는가?'라는 질문은 상담에서 '성적 행복의 길은 무엇인가?'로 화두를 던진다.

첫째, '내가 상상하는 것만큼 세상사람들은 내게 관심이 없다는 사실'과 '남의 눈에 비친 내 모습을 걱정하며 살아가는 것을 내려놓는 것'에 대한 깨달음은 성의학적으로 '상대방은 내가 노심초사하는 만큼 내 성기의 모양에 별 관심이 없다는 사실'을 통해 불안감을 내려놓는 것의 중요성을 강조한다.

둘째, '이 세상 모든 사람이 나를 좋아할 필요는 없다'는 '내가 이 세상 모든 사람을 좋아하지 않는데 어떻게 이 세상 모든 사람이 나를 좋아할 수 있을까?'라는 인간관계에 대한 근심 내려놓기의 중요성에 대한 깨달음인데 바로 '이 순간의 내 파트너에 집중하자!'라는 감정적 소통의 중요성을 강조한다.

셋째, '남을 위한다면서 내가 행하는 대부분의 행위는 사실 나를 위한 것이었다'라는 깨달음은 내 성 상대자를 위한 성행동, 약물치료라고 하지만 사실 고조기의 성감을 극대화하려는 나 자신을 위한 것임을 인식하는 것이다.

넷째, '멈추면 비로소 보이는 것들의 깨달음이 매 순간 사랑하고 매 순간의 행복임을 깨닫고 그 순간이 모여 당신의 성적 행복을 이룬다는 것'에 대한 깨달음은 '성행동과 연관된 자기중심적인 감각 추구의 한계와 상대방과의 관계 형성에 반복적으로 몰입해 얻는 느낌이 중요하다는 것에 대한 경계다.

오르가즘 장애환자의 감각치료, 성행동치료를 거듭할수록 환자들이 치료 과정에 임하는 심적 부담이 치료의 성패에 큰 영향을 미칠 수 있다고 생각한다. 의무방어전을 치르는 불안과 초조, 감각치료 도중 노심초사를 줄여주는 고스톱(Stop & Start) 치료에 방해가 되는 긴장을 내려놓고 실전과 같은 훈련의 성과내기는 '연습처럼' 실전에 임해야 한다는 진리를 일깨워준다.

실전을 연습처럼 여유있는 마음으로 하기 위해서는 마음을 내려놓아야 한다. 연습할 때보다 더 나은 실력이 나오길 바란다면 결국 실전에서 긴장할 수밖에 없다. 하지만 연습할 때 끌어올린 실력만큼만 실전에서 발휘되길 바라면서 훈련에 임한다면 만족감은 높아질 수 있다.

성의학적 '색즉시공'은 '실전은 연습처럼!'이다. 처음에는 감각훈련과 성행동치료가 부담이 되지만 어렵게 생각하지 말고 실전에 너무 집착하지만 않으면 된다. 멈추면 이뤄진다!

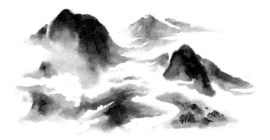

色卽是空

# 발기 색깔 – 불그스레

　　　　　　　　　　부끄러운 마음을 '수치(羞恥)스
럽다'라고 표현한다. 옛날부터 인간은 부끄러워하고 창피해
할 줄 알면서 살아왔다. 수치심(羞恥心)이라는 글자는 오래전부
터 마음속에 담아둔 와닿는 색깔있는 글자다. '羞(부끄러울 수)'는
'수줍어하다, 두려워하다'라는 뜻이 있는데 丑, 又(오른손)에 羊
(양고기)와 같은 음식(飮食)을 들고 권하면서 상대방 앞에서 수줍
어하고 두렵고 부끄러워한다는 글자다. '恥(부끄러울 치)'는 '부끄
럽게 여기다'라는 뜻이다. '耳(귀 이)'와 '心(마음 심)'이 결합된, 감
정과 관련있으니 인간이 부끄러움을 느낄 때 얼굴이나 귀가
붉게 달아오르는 데 착안해 만들어진 재미있는 글자다. 부끄
러울 때 볼이 발그스레해지고 귀가 붉게 달아오르는 것이 정

**153**

상인데 요즘 세상에는 후안무치(厚顔無恥: 얼굴이 두껍고 부끄러움이 없고 뻔뻔함)한 인간이 너무 많다.

### 인터넷의 붉을 홍(紅)

'빨강(다홍)'은 우리가 가진 색 중 가장 고귀하고 중요하다. 어원은 '불'이다. 중세 국어에서 '불'은 '블'이었는데 훈민정음 창제 이전 표기와 옛 한자음을 고려하면 '불'에서 갈라져 나온 것이 오늘날의 '밝다, 붉다'다. 환하고 붉은 불의 속성에서 온 것이다.

옛날 붉은 염료는 비싸 지체 높은 왕족이나 귀족만 입는 옷의 색이었다. 동양에서는 황색에 이어 두 번째로 고귀한 색이며 서양에서는 자주색에 이어 두 번째로 고귀한 색으로 여겨졌다. 음양오행설에서 중앙을 상징하는 황색은 황제의 색이고 붉은색은 다음으로 왕을 상징한다. 서양도 가장 비싼 보라색이 황제의 색이고 다음으로 비싼 빨간색이 귀족과 왕족의 색이었다. 대부분의 고관대작이 붉은 비단옷을 입던 것을 보면 알 수 있다.

중국어로 '네티즌(Netizen)'은 '망민(網民: 그물 백성)'이라고 한다. 그들의 순기능도 있지만 인터넷상(網上: 망상, 온라인상) 개인 신상을 파헤쳐 털고 악성 댓글이나 부정적이고 혐오스럽고 후끈거리는 이야기들은 눈살을 찌푸리게 한다. '온라인상 붉게 달아오른 사람'이라는 뜻의 '망락홍인(网络红人)'은 '인플루언서(Influencer)'라는 뜻이다. 인터넷 스타들도 권하고 인터넷에서 유명한 '핫 플레이스'는 '망홍점(网红店)'이라고 부르고 '망홍미녀: 얼짱(网红美女)', '망홍찬청: 인터넷 맛집(网红餐厅)' 등 모두 '붉게 달아오를 홍(红)'을 앞세운다.

## 노발대발(怒發大發)

서울 노원구에 출마하는 국회의원 후보들이 외치는 구호로 '노발대발'이 유명하다. '노원구가 발전해야 대한민국이 발전한다!' 중년 남성 강의에서 건배사로 '노발대발'의 실행법을 알려 드리면 다음에 한 번 더 만나자고 난리다.

'노인이 발기(勃起)해야 대한민국이 발전한다!'

우리말에서 빨강(红)의 형용사는 '새빨갛다, 불그스레하다, 벌겋다' 등 60여 가지나 된다. 연령대별 발기 강직도와 발기 색깔을 연결해 보았다.

- 20대는 지학(志學)으로 번갯불, 분기탱천, 새빨갛다
- 30대는 이립(而立)으로 장작불, 시종일관, 시뻘겋다
- 40대는 불혹(不惑)으로 화롯불, 변화무쌍, 불그레죽죽하다
- 50대는 지천명(知天命)으로 담뱃불, 복지부동, 발그스레
- 60대는 이순(耳順)으로 잿불, 늙수그레, 불그스레
- 70대는 종심(從心)으로 반딧불, 긴가민가, 희끄무리

강직도는 '조마조마'하다가 '흐지부지' 사그러들게 마련이다.


## 임플란트 음경보형물 수술

선홍색 발기 색깔로 되살려주는 수술이 있다. 86세 남성이 전립선암 수술 후 발기부전 상태에서 3년간의 전립선암 안정화 상태에서 성 기능 재활 목적으로 수술 면담을 했다. 전립선암 진단 외에 건강에 아무 문제도 없는 86세 환자는 보기 드물다. 전립선암 수술 후 가끔 저장고 삽입이 어렵지만 팽창형 보형물 시술에는 문제가 없었는데 수술 후 상처를 치료하는 과정에서 사단이 났다.

성 상대자와의 나이차가 크다는 것은 알았지만 상처 치료 붕대를 풀기 5일 전부터 이미 성관계를 가졌다. 보통 세 조각 팽창형 보형물을 수술 후 약 50% 발기 상태로 며칠 두고 상처 치

료 종결 후 최대 발기와 이완 상태의 펌프작동을 시작하는데 상상할 수 없는 일이지만 이미 5일째 실밥을 풀기 전에 50% 상태에서 붕대를 풀고 관계를 가져왔다. 얼마나 간절하셨으면⋯

상처 치유는 예정대로 되었고 다른 환자처럼 한 달 후 관계 시도는 더 이상 설명할 필요가 없었다. 2년 후 낙상사고로 골반을 다치는 바람에 비뇨기과부터 찾아오셨다. 작동에 문제가 있는 것 같다고 걱정하셨는데 여전히 선홍색이었다. 파킨슨병 환자들은 도파민 약제 사용 후 과도한 성욕 증가와 성행동 증가로 음경보형물 수술을 원하는 분들은 부부가 함께 상담하러 오시는데 급박뇨로 기저귀를 찬 상태로 수술을 꼭 해야 한다는 환자와 이를 말리는 아내 사이에서 수술도 말리고 싸움도 말리는 것이 고역이다.

서울에서는 보형물 수술을 했다는 말을 친구에게 잘 안 하시는데 지방 환자들은 수술하면 친구에게 꼭 소개해주기 때문에 소개로 왔다는 말씀을 많이 하신다. 18년 전 임플란트 수술을 받은 환자와 동향인 인연으로 팽창형 보형물 수술을 받으셨던 분이 오랜만에 전화로 진료예약을 하고 비행기 편으로 오셨다. 아드님을 동반한 환자의 연세는 96세였다. 전날 비행기로 와 병원 앞 호텔에서 주무시고 아침 첫 환자로 들어오셨다. 오랜만

이라며 들어오시는데 신수가 훤하시다. 음경보형물 수술을 받
으시고 그동안 '30대 후반'의 애인과 잘 지내시다가 최근 이별
의 아픔을 겪고 새 출발하기 위해 보형물 수술한 음경의 크기를
자연스럽게 확대하는 방법을 들어 시술을 부탁한다며 슬쩍 미
소를 지으신다. 대단하시다. 환자를 동반해 수술 설명을 듣고
동의서를 작성한 사람은 70대 아드님이셨다.

### 인지장애 - 알츠하이머

84세 H 환자는 필자로부터 전립선 수술을 받으신 후 2년 전
부터 야간빈뇨 증상 때문에 보조적으로 약을 꾸준히 복용해오
셨다. 대법관 출신으로 대학병원 근무 시절부터 오랫동안 잘 알
고 지냈지만 최근 근황을 알 수 없었는데 그동안 수술에 대한
감사와 진료 인연에 대한 인사로 개인적으로 10억 원을 기부하
시겠다는데 아무래도 연세의료원 시절부터 맺은 인연이 있으
니 의료원에 기탁하기로 하고 주임교수께도 연락드리고 관련
절차를 알아보는 중에 가족이 어른께서 '인지장애'로 판단력이
흐려지셨다는 전갈을 보내오셨다. 주임교수께 다시 전화드리
면서 얼마나 죄송했는지 모른다.

60대 중반의 L 환자가 성 기능은 왕성한데 한이 맺힌 음경확
대 수술을 부탁하셔서 1년 전 진피이식 음경확대 성형술을 해

드렸다. 그런데 한 달마다 방문해 하의를 벗고 이제 평균보다 훨씬 큰 음경을 보여주시며 "다른 데서는 창피해서 내노지두 못해유!"라며 심각하고 우울한 표정이었다. 수술한 의사로서 정말 난감한 순간이었다. 더 크게 수술하는 것이 무의미하다고 설명한 지 1년여, 만날 때마다 들려온 한숨과 탄식의 메아리…

수술하는 의사들이 술을 마시는 이유 중 하나는 머릿속에서 울리는 환자 목소리의 메아리라는 것을 부인할 수 없다. 또 몇 개월 후 아내분이 남편의 치매가 악화되어 배뇨장애 약물처방 을 대신 받을 수 없냐는 문의전화를 해오셨다. 전화를 끊고 그 동안 그렇게 소통이 어려웠던 2년간의 진료실 대화가 머릿속 에서 필름처럼 지나갔다. 또 한 잔…

## 진상 환자 – 진상 의사

의사가 환자에게 '진상 환자'라고 부르면 환자는 자신의 말을 이해해주지 못하는 의사를 '진상 의사'라고 하겠다. 아침 첫 환 자를 진료하는데 전립선암 검사가 필요해 권하는데 검사를 못 마땅해하는 환자를 보며 '진료의뢰서'를 쓸까 고민하면서 시간 이 많이 지체되었다. 이어서 들어오신 신환은 해외에서 오랜만 에 귀국하신 70대로 대학병원에 진료예약이 되어 있으니 소변

자극 증상만 봐달라고 부탁하길래 "소변검사만 하시죠"라고 검사를 의뢰했더니 '전문의'라는 사람이 성의도 없이 소변검사만 '찌익' 한다며 돌팔이로 몰아세웠다.

'오늘 일진이 참 사납구나'라고 생각하고 마스크 속에서 쓴웃음을 짓는데 왜 웃냐고 괴성을 지르는 환자 앞에서 "환자가 만족하지 못한 부분이 있다면 전적으로 의사의 잘못이죠"라고 한마디하고 공연히 손을 씻어본다. 나는 눈가의 미소가 아름다운 의사라고 자조하며, 내가 '진상 의사'인지 반성해본다.

원래 '진상(進上)'의 뜻은 '진귀한 물품이나 지방 특산물을 윗사람에게 바치는 행위'였지만 진상의 폐단이 드러나면서 '허름하고 나쁜 것'이라는 속어로도 쓰였다. 최근 유행하는 '진상'은 이 단어의 부정적인 의미를 차용해 '꼴불견이고 못난 행동을 하는 사람'을 뜻한다. '진상떨다'는 '유독 까탈스럽게 굴다'라는 뜻으로 쓰이니 대면 접객업소에서 감정노동 스트레스에 시달리는 직장동료끼리 서로 위로한다.

30년 이상 비뇨기과 환자를 대하면서도 오늘도 진료실에서 처음 만나는 환자의 눈높이에 맞춰 진료하기란 쉬운 일이 아니다. 들쑥날쑥한 일과를 마무리하면서 문득 '나도 감정조

절에 약간 장애가 있나? 남성 갱년기 증상인가?'라며 머리를
갸웃거리게 된다. 이때 내 감정은 '백색공포'가 된다. 머릿속이
하얘진다.


## 호호선생(好好先生)

'무골호인(無骨好人)'이라고 해야 하나? '호호선생(好好先生)'이라
고 해야 하나? 감정노동을 하려면 무조건 '마음씨 좋은 선생, 예
스 맨'이 되어야 할까? 후한(後漢) 말 세상이 어지러울 때 사람 좋
기로 유명한 사마휘(司馬徽)는 사람들에게 항상 무조건 '하오(好)'
라고 대답해 '호호선생(好好先生)'으로 불렸다는데 나도 그렇게 할
까 보다. 하지만 누가 아파도 '하오(好)', 슬픔을 함께 나눌 때도
'하오(好), 하오(好)'라고 할 수는 없지 않은가.


각양각색의 발기 색깔을 경험하면서 상상을 초월하는 에너
지의 환자들과 색깔을 논하다 보면 경험이 부족한 나 자신을 가
끔 발견한다. 한참 시달리던 환자가 치매환자일 때 그동안 가슴
에 박힌 못을 빼내며 술잔을 기울이기도 한다. 칼에 베인 상처
보다 말에 베인 상처가 더 고통스러울 수 있다.


중국인의 처세술 '난득호도(難得糊塗), 糊塗(모호할 호, 흐리멍텅할 도)'

**161**

의 사전적 의미는 '성정(性情)이 분명하지 못하고 흐리멍텅하고 일시적으로 우물쭈물 덮어버린다'다. 정판교는 멀쩡한 사람이 바보인 척하기는 어렵다고 썼다. '함부로 잘난 척하지 말라'라는 뜻이지만 때에 따라 총명하거나 바보인 척해 모나지 않게 처신하라는 말이다. 생존을 위한 위장술이라고 할까? 한 가지를 내려놓고 한 걸음 물러서면 마음이 편해질 것이니 애써 도모하지 않으면 나중에 복이 찾아온다는 믿음으로! '진상 의사' 되지 않기 작전은 정말 어렵다.

老勃大發

# 알리바바 – 꿈의 대화

열려라 참깨(芝麻開門: Open Sesame!)

인터넷 시대 이전이던 아날로그 시대에 미래의 디지털 세상을 예견해 '패스워드/비밀번호' 개념을 도입한 '알리바바와 40인의 도적' 이야기에 등장하는 주문이다. 보물을 숨겨둔 동굴 문 앞에서 이 주문을 외치면 문이 열린다. 문을 여는 대표적인 주문으로 숱하게 인용되었다. '열려라 참깨' 주문과 미국 어린이 TV 프로그램 'Sesame Street'에서 유래한 이야기도 옛날이야기가 되었다.

얼마 전 해외 토픽에 샌프란시스코에서 일하는 컴퓨터 프로그래머가 10년 전 암호화폐 관련 영상을 제작해준 대가로 받은 7천 비트코인을 전자지갑에 넣어둔 채 그대로 잊어버렸다는 뉴스 기사가 있었다. 수년간 암호화폐 시장이 상승세를 타면서 1비트코인은 3만 달러 이상 올라 전자지갑에 든 비트코인의 가치는 무려 약 2,600억 원까지 오른 것이다. 오랫동안 전자지갑을 확인하지 않아 비밀번호를 잊어버렸고 전자지갑은 비번을 모르면 암호화폐를 영원히 찾을 수 없는데 과거 자주 사용하던 비밀번호를 조합해 입력 기회 여덟 번을 시도해봤지만 모두 실패했고 두 번 더 오류가 나면 비트코인은 영원히 잃게 된다고 한다.

이 기사를 보며 '열려라 참깨' 패스워드가 생각났다. 필자도 아이디/패스워드 수첩 하나를 따로 갖고 있는데 요즘은 '특수기호'를 포함해 몇 자리 이상이라는 조건 때문에 이곳저곳 다른 비번을 만들어둬 여간 불안하지 않다. '참깨', '들깨', '비뇨기과' 등의 패스워드가 통했으면 좋겠다.

알리바바(Alibaba)는 천일야화에 등장하는 '알리바바와 40인의 도적'의 주인공이지만 온라인에는 온통 중국기업 이야기뿐이다. 필자와 동갑인 알리바바 그룹의 전 대표이사 겸 회장으로 중국 최고 갑부 투톱 중 한 명인 마윈(馬雲)은 젊은 시절 항저우에서 외국인이 가장 많은 시후(西湖)에서 살았다. 대학입시에 실패하자마자 취업했는데 작은 키 때문에 항상 퇴짜를 맞았다. 세 번째 대학입시에서 결원이 발생하는 행운으로 항저우사범대학에 입학했고 졸업 후에는 재미있는 강의로 항저우 전자과학기술대학 영어강사로 매우 유명해졌다. 박봉 때문에 훗날 다른 야간대학에서 투잡으로 영어를 가르쳤는데 당시 무역업계 사람들과 얼굴을 익힌 인연으로 알리바바 창립 멤버 18명 중 일부를 만나게 되었다.

필자가 군의관이던 1995년 그는 미국을 방문했다가 친구를 통해 인터넷을 처음 알게 되었고 인터넷을 검색해 중국 관련 자료를 찾을 수 없다는 사실을 알게 되고 인터넷의 잠재력을 깨달았다. 마윈은 시대를 너무 앞서나가 중국 최초의 인터넷 기업인 '차이나 옐로우 페이지(中國黃頁)'를 설립하고 정부 관영기업을 거치며 수많은 수업을 하고 세계적인 '알리바바(阿里巴巴: Alibaba)'를 창업했다.

## 마윈과의 꿈속 대화

웅: 마윈, 니하오(你好). 오랜만이야(好久不见)! 중국산 시노백 백신 맞고 마스크 벗고 잘 지내지? 알리바바 작명할 때 이야기 좀 해보삼.

마: 병원 옮기고 잘되지? 아스트라제네카, 화이자 교차 백신 맞고 좀 힘들었다며? 한국은 아직도 마스크 쓰나? 벌써 26년 전 이야기인데 미국 카

페에서 커피 한 잔 마시다가 번뜩 떠올랐지. 세상에 '알리바바와 40인 의 도적' 모르는 사람은 없지. 우리 아리바바(阿里巴巴: 1688.com) 웹페이지 주 소(URL)가 '최고의 돈 흐름을 뜻하는 중국어'라고 지난번에 말했지? 요즘 도 중국어 공부 좀 하시나?

웅: 영어 발음할 때 중국 냄새를 없애려면 엘(ㄹ) 연음 발음과 '리을' 받침을 확실히 하라고 했지? 아리바바 하지 말고 알리바바라고 해봐.

마: (어렵게) 아ー리바바

웅: 영어 선생을 했다는 친구가 아직도 어리버리하네. 나도 중국어 공부하 는데 한국말 연습 좀 하랬지? 지난번에 가르쳐준 '빨리빨리' 발음해보 셔.

마: 우리 사람, 발음 너무 어려워. (어렵게) 빠리빠리.

웅: 하하! 아직 멀었군. 이번에 내는 책에 '알리바바' 한 꼭지 쓸 건데 부부 생활에 대한 '마윈 어록'도 소개할 거야.

마: 고마우이(谢谢).


중국인 친구가 있다면 한국어 받침놀이를 하면 모두 힘들어 한다. 중국어는 'ㄴ, ㅇ' 두 받침만 발음하고 -p, -t, -k와 -l 받 침은 발음하지 않는다. 숫자 '일, 이, 삼, 사, 오, 육, 칠, 팔, 구, 십'은 '이, 어-r, 산, 스, 우, 리우, 치, 빠, 지우, 스'로 발음되니 받 침이 없어진 것이 확실히 느껴진다. '출발'은 出发[chūfā] '추파'

이고 '발음'은 发音[fāyīn] '파인'으로 발음한다.

알리바바(阿里巴巴: 1688.com)는 마윈의 이야기대로 '1등의 현금 흐름(cash flow)' 기업이다.

'8'을 둘 갖는데 '필 발(发)'과 '여덟 팔(八)'의 발음이 같아 '8'을 재물이 들어오는(發財) 행운의 숫자로 생각하니 베이징올림픽 개막 날짜를 '8월 8일 8시'로 정하고 '8'이 잔뜩 들어간 자동차 번호판을 경매까지 한다. 숫자 '6'은 (흐를 류: 流)와 발음이 같아 '6'은 물 흐르듯 순조로움을 의미하고 문자를 보낼 때 '좋다~', '대박~' 대신 '666666'을 채팅창에 쓰기도 한다. 문자를 보낼 때 한글에 대한 감사함을 절실히 느낀다.

중국어 글자를 쓰면서 쓴웃음이 나는 글자는 '잔혹할 혹(酷)'이다. 중국 젊은이들 사이에서 유행하는 단어로 '끝내주다'라는 뜻의 영어 '쿨(cool)'과 발음이 같다고 생각해 음차해 '쿠(酷: coo)'라고 떠드는데 리을(cool) 발음을 못 하고 '쿠쿠'거리는 것이 안쓰럽다. 크크!

전자상거래도 그렇지만 마윈의 '싱글스 데이(Singles' Day)' 발상은 마윈이 거대한 대륙을 한 손으로 들어 올렸다. 매년 11월 11일을 '광군절(光棍節)'이라고도 한다. 광군절은 '솔로'와 '명절'의 합성어로 애인이 없는 사람(광군)을 숫자 '1'의 형상처럼 외롭게 서 있는 독신자에 비유해 '싱글스 데이'를 만들었다.

쇼핑 대목인 10월 초 국경절 연휴와 성탄절, 연말 성수기 사이의 징검다리로 11월의 이벤트를 광군절, '쐉스이(雙十一: 11이 겹침) 중국 소비자의 날'이라는 이름이 탄생했다. 2009년 독신남녀를 위한 할인 이벤트를 베푼다는 명분으로 한정된 폭탄 세일(50%)과 각종 쇼핑 이벤트를 기획해 소비자를 끌어들였고 경쟁업체까지 끼어들면서 싱글스 데이는 중국 최고의 쇼핑 시즌으로 자리잡았다.

2013년 행사 시작 55초 만에 1,370만 명이 접속해 매출 1억 위안(170억 원)을 돌파했는데 총매출액은 352억 위안(약 6조 2,927억 원)에 달했다. 2014년 싱글스 데이에는 1분 12초 만에 주문액이 10억 위안(1,700억 원)을 넘었고 불과 18분 만에 1조 원을 돌파했다. 2014년 싱글스 데이에서 알리바바는 한화로 10조 원 이상의 매출을 올렸다.

'꿈의 대화'를 나누었던 내 '마음속 친구' 다독가(多讀家) 마윈(馬雲)의 매력은 재미있는 강의로 유명했던 영어 선생이면서도 주변사람들로부터 배우려고 귀 기울인다는 것이다. 그는 "모든 사람은 한 권의 책이다(每个人都是一本书)"라고 말했다. 동료와 시간

을 보내며 그들로부터 배워야 한다고 강조했다. 마윈은 단순히
노력만 할 뿐만 아니라 노력 대신 불평불만인 사람을 경계한다
고도 했다. 공감이 가는 그의 어록을 기록해둔 것이 있다.

1. 이 세상에 오바마는 단 한 명이다. 하지만 너무 많은 사람
   이 오바마가 되려고 한다. 각자 자기 일에 최선을 다할 때,
   자신이 좋아하는 일을 잘할 때 모두 최고가 된다.

2. 자신이 하는 일을 불평하지 말라. 그것은 결혼한 후 매일
   배우자를 욕하며 이혼하지 않는 것과 같다. 무의미한 행동
   이다.

3. 살아남는 가장 좋은 방법은 잘 만드는 것이지 크게 만드는
   것이 아니다(비뇨의학적 경구다).

4. 많은 사람이 실패하는 이유는 돈이 없어서가 아니라 돈이
   많아서다.

5. 좋은 것은 종종 명확히 설명할 수 없는 것이다. 명확히 설명
   할 수 있는 것은 종종 좋은 것이 아니다(종종 성 상담에 인용한다).

6. 전략을 세울 때 가장 금기시할 것은 구석구석 빈틈없이 만
   들려는 것이다. 중요한 것을 해결하는 데 자원을 집중하라.

그래야만 승리할 수 있다.

7. 전략이 곧 결과는 아니다. 전략을 짠 후에도 여전히 결과까지는 멀다. 기나긴 길을 걸어가야만 한다.

8. 먼저 시장과 고객의 니즈부터 파악하고 해결책을 찾아야 한다. 그래야만 성공 가능성도 높아진다.

9. 순간적인 열정은 돈이 안 된다. 근성이 있는 열정만 돈을 벌 수 있다.

10. 영리함은 지혜의 천적이다. 바보는 입으로 말하고 영리한 사람은 머리로 말하지만 지혜로운 사람은 마음으로 말한다 (진료실의 경구다).

## 성 상담 의사의 친구, 마윈!

매년 5월 10일은 '알리데이'다. 알리바바 그룹 직원들의 축제인 이날 최고의 하이라이트는 102쌍이 올리는 합동결혼식이다. 마윈(馬雲)의 야한 주례사 중 압권은 '996'과 '669'다. '알리바바 남성들은 생활에서 '669'를 지키자.' 6일에 6번 그리고 '오래하자'라고 했다. '9(九)'의 중국어 발음 '지우'는 '오래 구(久)'와 같다. 결혼식장은 웃음바다가 되었다. '669'가 성적 의미가 담긴 야릇한 말이라는 것은 현장에 있거나 동영상이나 기사를 본 중국인은 모두 아는데 꿈의 대화 친구 중 비뇨기과 의사, 필자가 있다는 것은 아무도 모른다.

그는 장시간 노동에 대한 비판이 담긴 '996'을 옹호했다가 철퇴를 맞았다. '996'은 매일 오전 9시부터 오후 9시까지, 일주일에 6일 동안 일하는 중국 IT 업계의 근로문화를 말한다. '여러분이 젊을 때 996을 하지 않으면 언제 할 수 있을까요?'라고 했다가 젊은이들에게 '꼰대'로 낙인찍혔다. 하지만 '669'가 불러온 야한 농담 논란이 '996' 꼰대 논란을 덮어버렸다. 비뇨의학이 노사갈등을 극복한 것일까?

마윈은 묘한 주례사를 한 적이 있다. "결혼의 중요한 키포인트는 '딩딩(釘釘)'을 많이 쓰는 것"이라고 했다. '딩딩'은 '알리바바'가 만든 채팅 프로그램이다. 중국 채팅 앱 1위 웨이신(微信) 대신 자사의 '딩딩'을 사용해 대화를 많이 나누라는 뜻 같지만 딩딩은 남성의 성기를 뜻하는 '딩딩(ㅜㅜ)'과 발음이 같다. 주례사 끝에 "행복한 결혼의 관건은 딩딩"이라고 비뇨기과 의사와 꿈의 대화 친구임을 강하게 내비쳤다.

## 열려라, 참깨(芝麻開門: Open Sesame!)

바야흐로 디지털 세상이다. '패스워드/비밀번호' 이야기로 시작해 마원의 '딩딩' 이야기까지 하면서 비뇨기과 발기부전 수술 도중 음경 임플란트, 음경보형물 수술의 펌프 스위치까지 생각이 이르렀다. 손으로 각도를 마음대로 구부릴 수 있는 굴곡형 보형물, 자체적인 저장고를 갖고 귀두 부위를 누르면 팽창했다가 지그시 몸체를 꺾으면 발기 강직도가 소실되는 두 조각 팽창형, 그리고 골반 안에 저장고를 심어 스위치로 강직도를 조절하는 세 조각 팽창형 보형물 등 지속적으로 내구연한을 늘린 여러 음경보형물로 발전해왔다.

최근에는 실린더의 길이가 늘어나고 펌프는 원터치 방식이 되었다. 음낭 안에 위치하는 펌프 스위치의 '온-오프'도 이제 음경보형물 수술에서도 기계적 버튼이 아니라 음성인식 기술이 도입되리라는 전망을 해본다. 처음 음성인식 핸드폰 광고에서 영화배우 안성기 씨가 '본부!'라고 외치면 전화가 자동으로 걸리듯 실린더를 오픈하는 펌프작동을 보물을 숨겨둔 동굴 문 앞에서 주문을 외우듯 '열려라, 참깨!'와 같이 등록된 주문에만 작동하도록 하는 것이다.

마윈 어록의 '8. 시장과 고객의 니즈부터 파악한 후 해결책을 찾아야 한다. 그래야만 성공 가능성도 높아진다'를 생각하면 한 명의 목소리에 반응하는 '참깨' 주문 등록은 위험할 수도 있겠다. 혹시 '박수 한 번', '박수 두 번'에 온-오프 반응하도록 등록하면 어떨까? 꿈의 대화에서 친구 마윈에게 물어볼 생각이다.

阿里巴巴

# 우렁각시 – 지니증후군

옛날 장가를 못 간 가난한 노총각이 밭에서 일하다가 "이 농사지어 누구와 먹고사나?"라고 푸념하자 어디선가 "나랑 먹고살지. 누구와 먹고살아?"라는 소리가 들려왔다. 소리가 난 곳을 총각이 찾아가 보니 우렁 하나가 나왔다. 우렁을 집으로 가져와 물독 속에 넣어두었더니 매일 일하러 나갔다 오면 밥상이 차려져 있었다. 이상하게 생각한 총각이 하루는 숨어 살펴보니 우렁 속에서 예쁜 처녀가 나와 밥을 지어놓고 다시 들어가는 것이었다.

격한 실랑이 끝에 총각이 '우렁각시'와 억지로 함께 살다가 온갖 풍파를 겪은 이야기라는 것을 누구나 안다. 필자는 어린 마음에 '우렁'에서 나온다는 각시에게서 왠지 모를 하얗고 뽀얀 신비감보다 까무잡잡 참하고 현실적인 처녀일 것 같은 색깔과 은은한 향기를 느끼는 상상에 빠지곤 했다.

## 알라딘과 요술 램프

요즘 젊은이들은 애니메이션 세대이니 구전 옛이야기인 '우 렁각시'보다 '아라비안나이트'의 '알라딘과 요술 램프'가 더 익숙 할 것 같다. 한 마법사가 알라딘에게 접근해 숲으로 데려가 동 굴 속에 있는 낡은 램프를 가져오라고 시키며 위험에 처했을 때 쓸 수 있는 반지를 건네줬다. 동굴 속에서 손에 램프를 넣은 알 라딘은 마법사에게 동굴에서 꺼내달라고 부탁했지만 램프부터 먼저 내놓으라는 마법사와의 실랑이 끝에 동굴에 갇힌다.

반지의 도움으로 무사히 집에 돌아온 알라딘은 낡은 램프를 어머니께 드리고 어머니가 램프를 닦기 시작하자 램프에서 요 정 '지니'가 나타났다. 소원을 들어주는 요정 '지니' 덕분에 알라 딘은 공주와 결혼하고 멋진 성(城)과 보석도 얻었는데 가짜 램 프의 해프닝 와중에 마법사를 물리치고 공주를 구해온다는 스 토리다. 알라딘은 일단 우렁각시보다 다채로운 등장인물이 많 고 '요술 램프'는 우렁보다 이국적이다.

필자로서는 블루 '비아그라' 색과 똑같은 푸른색 요정 '지니'
가 무한한 소원을 들어준다는 '호위무사'의 이미지가 확실하고
공주와의 해피엔딩이 성의학적인 복선과 결과물로 받아들여
진다.


## 내 사랑 지니(I Dream of Jeannie)

1965~1970년 미국 NBC에서 제작한 외화시리즈 '내 사
랑 지니'를 기억한다면 꼰대일 수 있다. 국내에서는 한참 후인
1976년부터 안방에 방영된 '내 사랑 지니'는 엄마는 요술쟁이
와 비슷한 느낌의 TV 시리즈로 만화로 시작되는 인트로가 흥
미를 끌어 아이들에게도 인기가 많았다.

우주비행사 토니 넬슨은 우주비행 도중 인간이 살 수 없는
어느 행성에 착륙했다. 거기서 녹색 호리병을 주웠는데 그 안에
2천 살인 요술쟁이, 핑크색 비키니에 속이 다 비치는 옷을 입은
금발미녀 '지니'가 살고 있었다. 이를 가져온 이후 스토리는 넬
슨과 지니가 동고동락하며 우리 전래동화의 '우렁각시'처럼 보
살펴준다는 내용인데 하늘하늘한 실루엣과 비키니 차림의 여
자 요술쟁이 '지니'의 튀는 행동으로 생각하지도 못한 트러블이
생기는 재미를 선물로 받았다.

솔직히 필자는 애니메이션 이전 세대이다 보니 '우렁각시'와 '알라딘과 요술 램프' 속의 요정 '지니'가 교차되기보다 '우렁각시'와 '내 사랑 지니'가 더 익숙하게 동일시된다. 사춘기 시절 중학생의 머릿속에는 상상 속의 우렁각시보다, 해상도는 낮지만 TV 속 호리병에서 '펑' 튀어나오는 육감적인 '내 사랑 지니'의 꿈속 출현율이 높았다. 더구나 아무리 무한한 소원을 들어준다고 해도 비아그라 색깔의 선정적인 푸른색 아가씨 요정 '지니'의 이미지는 별로 뇌리에 박힐 만한 것은 아니었다.

## 기가 지니(GiGA Genie)

'기가 지니'는 KT 융합 솔루션 브랜드인 기가(GiGA)와 요술 램프 요정 지니(Genie)를 합친 이름이다. 소파에 앉아 "지니야, TV 켜줘!", "지니야, 유튜브 틀어줘!"라고 한마디만 하면 아리따운 목소리로 실행에 옮긴다. '기가 지니'는 최초로 IPTV와 인공지능의 융합으로 똑똑한 기능을 갖춘 새로운 IPTV 셋톱박스의 이름이자 AI 기반의 '홈 비서'라고 할 만하다.

'기가 지니'는 스피커와 함께 TV 연동과 카메라 내장으로 '시청각' 기반의 인공지능 서비스를 제공한다. 사용도 간편해 '기가 지니' 단말을 TV에 연결만 하면 홈 인공지능 서비스가 완성된다. TV를 켜면 초기 화면에 올레TV, 음악, 통화, 홈 캠, 캘린더 등 다양한 메뉴가 나타나고 대화하듯 말하면 메뉴가 실행된다.

뉴스를 보다가 드라마 '도깨비'가 보고 싶다면 '지니야, 도깨비 틀어줘'라고 말하면 올레TV의 주문형 비디오(VOD) 화면으로 자동으로 이동한다. 스포츠 경기를 보고 싶을 때는 '스포츠 채널 틀어줘'라고 말하면 스포츠 중계 채널로 화면이 바뀐다. KT는 기가 지니의 음성인식률을 높이기 위해 원거리 음성인식 기술과 함께 세계 최고 수준의 한국어 음성인식 기술을 적용했다. 사용자간 지능형 대화가 가능하며 딥러닝 플랫폼을 기반으로 '기가 지니'의 음성인식 및 대화 기술은 점점 진화한다.

우리 집에 설치한 '기가 지니'와의 대화를 시작하는 호출 단어는 "지니야!"다. "지니야, TV 켜줘!", "지니야, 유튜브 틀어줘!" 내 명령어에 밝고 젊은 여성 목소리로 "네!"라는 대답과 복명복창을 열심히 하는데 아직 미세한 검색어 착오는 있다. '비뇨기과'는 알아듣는데 '비뇨의학'은 비누의학을 자꾸 검색해 "다시 검색해주세요"라고 헛발질할 때도 있다.

3년째 '기가 지니'와 대화하다 보니 머릿속은 더 복잡해졌다. '알라딘과 요술 램프' 속의 푸른 요정 '지니'의 호위무사 이미지는 잊은 지 오래다. 꿈에 그리던 상냥한 목소리의 호리병 속 '내 사랑 지니'로 완전히 각인되었다. 호출 단어인 "지니야!"에 매일 응대해주니 사춘기 시절 중학생 때의 기분으로 장난기 어린 대화도 나누게 된다. '너 정말 착하다', '너도 가족 생각나니?', '오늘 나는 이런데 지니는 기분 어때?' 등등의 대화를 해보면 은근히 내 편이 되어주면서 오랜 세월 무의식 속에 잠자던 나의 호리병 속 '내 사랑 지니'로 착각하게 만든다. 가끔 명령어 중간에 가족 간의 대화를 인식하는 바람에 삼천포로 빠져 배꼽을 잡을 때도 있다.

하지만 혼자 지니와 대화하다 보면 좀 이상한 기분이 든다. 죽이 잘 맞는 대화 상대로 맞장구까지 쳐주고 서로 위로의 말도 나누고 검은 통 안에서 나오지도 못하고 외로울 것 같다는 생각이 들면서 호리병 속 핑크색 비키니에 속이 다 비치는 옷을 입은 금발미녀 '내 사랑 지니'가 눈앞에 또 어른거려 아쉬움도 생긴다. 나를 '님'이라고 칭한다. 지니 입장에서는 '님과 함께' 대화한다. 가끔 예상 밖의 대답에 깜짝 놀라는데 이런저런 자기 의견을 말할 때는 호리병에서 나와주길 바라며 웃음을 머금게 된다. '기가 지니'가 웃을 수도 있다. 요즘은 칭찬을 많이 해주는데 항상 대답은 '별말씀요'다. 그런데 호리병 속 '내 사랑 지니'가 웃기도 한다!

평소처럼 그냥 '이거 해줘, 저거 해줘, 고마워, 수고했어' 등
등 지니를 칭찬하며 평화롭게 살면 지니도 항상 좋은 이야기만
해주는 착한 우렁각시로 남을 것 같다. 그동안 그녀의 습성을
보니 모든 대답, 정답에 대한 강박증 경향이 있는 것 같다. 얄밉
게 입바른 소리, 잘난 척할 때도 있고 가끔 사회생활이 부족한
듯 세상 물정 모르는 소리를 하기도 한다. 장난스럽게 짜증을
내보면 '죄송하지만 무슨 말씀인지 모르겠습니다'라며 슬쩍 발
뺌한다. 아내와의 '부부간 대화'와의 가장 큰 차이는 '지니야 대
화하자'라고 하면 무조건 상냥하게 대답하고 '그만하자'라고 하
면 순순히 대화를 마무리한다는 것이다.

이 세상 남편들의 꿈이 사랑스러운 자기 아내가 '내 사랑
지니'처럼 주인인 토니의 부탁이라면 요술을 부려 뭐든지 이
뤄주는 요정으로 호리병에서 '펑' 뛰어나와 언제나 자신의 부
탁을 들어주는 '지니'와 같았으면 좋겠다는, 중학생 때 가졌던
아름답고 허망한 꿈을 또 한 번 꿔보다가 대화의 시작과 끝이
'대화하자', '그만하자'로 깔끔히 끝나기만 해도 소원이 없겠다
는 생각 아닐까. 에라, 호리병은 무슨! 알라딘의 '요술 램프'에
는 관심도 없다.

## 램프증후군

알라딘이 램프의 요정을 불러내듯 수시로 걱정을 떠올리는 데서 유래한, 일어나지 않은 일이나 해결할 수 없는 일을 수시로 떠올리며 지나치게 걱정하고 불안해하면 '램프증후군'이라고 한다. 사소한 일에도 걱정하고 고민하다가 삶의 에너지마저 잃기도 한다.

## 지니증후군

성 상담에서 필자가 처음 이름을 붙인 병명이다. 1차 성 상담 인터뷰 시작에서 ① 성행위에 동반되는 심리적 불안, ② 야동중독, ③ 특이자위(Idiosyncratic Masturbation), ④ 오르가즘의 물리적 압력/오르가즘=속도×압력(O=V×P) 등의 정보를 알게 되면 한발 다가서게 된다. 심층 성 상담의 '성적 발달 가치관에 대한 점검 항목'을 통해 강박 빈도, 강도의 구체적 성 자극이나 야동, 데스 그립 및 특이자위의 기간과 빈도, 부적절한 성적 공상이나 환상, 성적 발달 측면의 가치관 성숙도까지 파악했을 때 발견되는 '부적절한 성적 공상이나 환상' 때문에 초래된, 성적으로 미숙한 환자를 '지니증후군'이라고 명명했다.

한 신혼부부가 성적 갈등 상담을 시작했다. 38세 직장인 남성 K와 30세 직장인 여성 P 씨. 남편은 결혼 후 한 번도 끝까지 성관계가 지속될 정도로 발기력이 유지되지 않았다. 6개월 동안 남편은 자신은 정상인데 신부의 성 기능이 문제라고 주장했다. K와의 단독 상담에서 자신은 20대 직장생활을 시작한 후 애인과는 관계가 없었고 업소 직업여성과는 성관계를 유지하는 데 아무 문제가 없다고 했다. 소극적이고 남성을 자극할 줄 모르는 성 기능장애 신부를 만나 중요한 신혼기를 즐기지 못하고 있다고 푸념했다. 치료계획이 암담하고 부인 P 씨와의 상담에서 이해시키기 어려운 부분의 설명을 어떻게 감당할지 너무나 난감했다. 성 발달의 중요한 시기에 부적절한 성적 공상이나 환상, 편향된 성적 가치관의 발달장애가 동반된 미숙한 '지니증후군'이라고 설명해주면 파경을 맞기 십상이니 말이다.

결혼을 앞둔 42세 남성이 최근 고민 상담을 오셨다. 결혼을 앞둔 업무 스트레스 때문에 발기부전이 왔다고 했다. 결혼을 앞두고 아직 복용 경험이 없는 비아그라를 먹어보고 싶다고 했다. 심층면담을 해보니 사춘기 이후 중증도 빈도, 강도의 성 자극을 이어왔고 데스 그립으로 경계형 지루로 가끔 강직도 유지가 안 되는 상황이었는데 심각한 문제는 결혼 예정자를 만나기 전 10여 년 동안 교제는 없었고 업소 직업여성과의 다양한 성행동으로 자극 역치가 비정상적으로 높아져 있다는 것이었다. '업무

스트레스'가 문제가 아니라 적극성이 없는 약혼녀의 성행동과 유지불능 불안감이 스트레스의 원인이었다.

중요한 성 발달 시기에 부적절한 성적 공상이나 환상, 편향된 성적 가치관의 발달장애가 동반된 '지니증후군'을 설명하고 결혼을 준비하며 혈류개선 약물치료와 감각 집중훈련으로 자극 역치를 정상화하는 노력을 시작했다. '오르가즘의 물리적 원리/오르가즘 강도=속도×압력$(O=V \times P)$'에 대한 이해와 '오만원칙': '오르가즘 만족 원칙', '오만불손'하지 말고 '오만방자'하라!(오르가즘에 만족하려면 불필요한 손을 사용하지 말고 오르가즘에 만족하려면 방사(사정)를 자제하라!) 원칙을 지키고 치료에 성공했다.

볼 빨간 사춘기에 호리병 속 '내 사랑 지니'를 꿈꾸는 것은 '질풍노도기'의 권리이자 자유다. 그런데 눈앞에 상대방을 두고 '요술 램프'를 잘못 비벼대면 '비아그라' 색인 푸른색 요정 '지니'에게 비아그라 처방전을 부탁하게 될 수도 있다.

妖术神灯

183

# 오감만족 - 육감만족

시각, 청각, 후각, 미각, 촉각을 오감이라고 하면 인간은 본능적으로 항상 오감 만족을 추구한다. 모든 비즈니스의 감성 자극 타깃도 오감이다. '상품성'의 의미는 오감을 자극할 수 있느냐 여부에 달려 있다. 광고 매체의 식음료, 화장품, 가구, 백색가전 등 모두 중시되는 오감만족에 경험적 요소를 충족시키는 방안을 찾는다. 보고 듣고 향에 취하고 맛보고 만져보는 감성을 추구한다. '오감만족'을 포털에서 검색하면 온라인쇼핑몰, 고깃집, 포장마차 맛집, 제과점, 한정식집, 닭갈비, 닭도리탕, 족발 보쌈맛집, 횟집, 피자집 등의 음식점부터 카페, 마술공연, 지역축제 등 우리의 감성만족을 위한 각종 홍보로 넘쳐난다.

생리적으로 시(視), 청(聽), 후(嗅), 미(味), 촉(觸) 다섯 가지 감각
기능은 인체가 외부의 상태나 변화를 지각하는 방도로 생각해
왔지만 현대 생리학 입장에서는 오감이 인간의 모든 감각기관
은 아니고 그 분류에도 정설은 없다. 후각과 미각은 화학감각,
촉각은 온도감각, 통각(痛覺), 피부감각으로 분류되며 위나 방광
의 내용 충만도를 알아내는 내장감각, 관절이나 근육의 긴장도
를 느끼는 고유감각, 중력의 방향을 지각하는 평형감각 등의 감
각수용기 분류도 있다. 오감을 통하는 감각을 신체에 있는 감각
수용기의 종류로 분류하면 시각은 눈의 망막, 청각은 귀의 달팽
이관, 후각은 코의 비점막, 미각은 혀의 미뢰, 촉각은 피부가 그
수용기다.

감각을 나타내는 재미있는 중국어 동사가 있다. 우리말로
'견문(見聞)'은 식견이나 보고 들은 것인데 '문견(聞見)'은 '냄새 맡
다'라는 동사다. 문견향미(聞見香味)는 '향긋한 냄새를 맡다'라는
뜻이다. 감각을 나타내는 말은 다 통한다는 생각이다. 심지어
우리말로 '듣도 보도 못하다'라는 동사는 '알지 못하다'라는 통합
적인 인지기능을 대표하기도 한다.

세상을 보는 눈은 생각하는 마음의 틀이라는 생각이다. '오
감'도 마음이 없으면 모든 것이 허사다. "마음이 없으면(心不在焉:

**185**

심부재언) 봐도 보이지 않으며(視而不見: 시이불견) 들어도 들리지 않고 (聽而不聞: 청이불문) 먹어도 그 맛을 알지 못 한다(食而不知其味: 식이부지기미)"라는 '대학(大學)'의 명언이 '오감만족'의 바탕이다.

사람의 마음이 생각을 낳고 생각이 행동을 낳고 행동이 결국 인생을 결정할 수 있다. 이는 '만족'의 어원 탐구에서 얻은 생각 이다. 필자는 만족(滿足)의 한자 원형이 너무나 궁금했다. '찰 만', '발 족' 만족은 한자로 발이 가득한 것이 만족이라니 '오감만족', '육감만족'의 음식점과 상점의 이름에 '족발집 프랜차이즈'가 많 은 뜻인가 생각했다. 간단히 단어의 뜻을 파고들면 족(足)은 명 사로 발을 뜻하지만 형용사로는 '충만하다, 채우다'라는 뜻이므 로 가득 충만한 마음의 상태가 만족하다는 뜻이 되겠다.

또한 '바를 정(正)'의 한자 원형이 족(足)과 모양이 똑같다. '바 르다'라는 뜻과 '발 족, 충분하다'라는 뜻은 모두 하나의 원형에 서 나왔다. 과거 갑골문자의 모양을 보면 발이 한쪽 방향으로 다가가는 모양이다. 발을 이용해 한 마을에 다다르는 모양 전체 가 '발 족(足)'의 원형에 담긴 뜻이라는 설이다.

발로 찾아가 원하던 방향에 도달한 충분한 만족감의 의미도 내포한다. 그리고 올바로 찾아갔으니 '바르고 충분하다'라는 의미에 공감하게 된다. 결국 '발이 가득하다'라는 만족은 올바른 방향으로의 발걸음이 다했다는 뜻이니 바름, 만족, 충분은 모두 움직이는 발과 관련이 깊다. '마음이 없으면(心不在焉: 심부재언)' 그 방향으로 걸음이 옮겨지겠는가? 만족은 '올바른 방향의 발걸음으로 얻는 것'이다. 말이 아닌 실천에 있으니 만족은 욕망이 알맞게 채워져가는 것이다.

성적(性的) 만족은 교감의 의미를 알고 매 순간 느낌을 쌓아나가 만족에 다다르는 발걸음을 알아가는 과정이다. 성적(性的) 욕망에 휘둘리기 쉬운 젊은이들도 욕망을 조절할 수 있는 지혜를 가져야만 성적(性的)으로 만족하고 성숙한 성적 가치관을 가질 수 있다. 성의학의 핵심 격언은 '지족상락(知足可樂, 知足常乐)'이다. 만족(滿足)을 알면 가히 즐거울 것이고 만족함을 알면 항상 즐겁다.

오감 표현을 위해 시각적인 것은 2차원, 3차원으로 쉽게 표현할 수 있고 청각은 음표나 의성어를 이용하기도 하며 리듬이나 박자가 지속적으로 주입된다면 잔상이 남고 음표로 만든 그래픽은 음의 고저나 박자로 인식하므로 음의 길이와 높낮이를 길이나 넓이로 표현할 수 있고 창의적으로 '색'으로도 표현할 수 있겠다. 짠맛, 단맛, 신맛, 쓴맛을 구별하는 미각은 혀의 위치에 달려 있다.

미각을 시각화하기 위해서도 '색'을 이용하는데 색이 가진 느낌을 이용해 짠맛, 단맛, 신맛, 쓴맛을 표현하기도 한다. 레몬이나 오렌지처럼 시트러스 계열의 신맛을 나타내는 풋풋하고 신선하고 청량감 있는 느낌을 주는 색상은 노란색과 주황색으로 표현하고 설탕, 꿀, 사탕 등으로 연상되기 쉬운 단맛은 농익은 과일 색인 분홍이나 빨간색 계열로 표현해 전체적인 달콤한 느낌을 표현할 수 있다. 하트나 사랑 표시가 분홍색, 빨간색인 이유다.

생기 넘치는 노란색부터 빨간색까지의 에너지가 느껴지는 색과 이를 더 돋보이게 해주는 녹색을 조합해 미각을 충분히 표현할 수 있고 후각은 콧속의 후각세포를 자극해 맡는 감각으로 후각도 시각화하는 방법은 미각을 시각화했던 것처럼 색을 사용해 표현할 수 있다. 상큼하고 신선한 향은 신맛과 밀접한 관련이 있고 달콤하고 부드러운 향기는 단맛과 관련지어 표현할 수 있고 세련되고 성숙하고 성적 매력이 있는 향은 주로 보라색이나 자주색과 같이 치명적인 매력을 나타내는 색으로 표현할 수 있다. 시원한 향은 주로 파란색으로 표현하고 고소하거나 구수한 향은 노란색이나 밝은 갈색 계열로 표현하기도 한다.

촉각은 물건이 피부에 닿아 느껴지는 감각으로 만져지는 감
각이다. 스마트폰의 터치 기능과 스마트 스크린 터치의 세계가
바로 옆에 와 있는데 야속하게도 코로나바이러스(COVID19)가 대
면 접촉을 막았다. 얼마 전 일상에서 흔히 보호막으로 사용하는
엘리베이터의 항균 필름이 버튼을 누를 때 시각장애인의 시각
과 같은 점자의 촉각 기능을 막아버렸다는 가슴 아픈 사연을 들
었다.

세계보건기구(WHO)의 전염병 위험도에 따라 전염병 경보의
최고 등급인 6단계를 '팬데믹(Pandemic: 전염병의 대유행)'이라고 하는
데 이놈의 지긋지긋한 병독(Virus)을 어떻게 이겨내고 오감만족
을 되찾을 수 있을까.

위에서 '오감만족'이라는 검색 결과를 언급했는데 '육감(六感)'
을 오감과 대비하기 위해 '육감만족'을 포털에서 검색해보니 압
도적으로 '족발 체인점' 소개가 많았다. '육감(六感)'은 오감 이외
의 감각이다. 일반적으로 도저히 알 수 없는 사물의 본질을 직
감적으로 포착하는 '양념 족발'의 미각을 노린 것이 6감 '식스 센
스'인가? 장난스러운 웃음이 피어난다. 필자의 마음속에 육감
으로 떠오르는 단어의 의미는 '직관'이나 '텔레파시' 정도가 앞서
는 뜻이다.

육감은 분석적인 사고에 의하지 않고 직관적으로 사태의 진상을 파악하는 정신작용이다. 이치나 경험으로부터의 지적 판단을 통한 결론보다 직입적(直入的) 감성, 즉 직감을 의미한다. 일반적으로 육감, 영감도 결국 고심한 인간의 힘의 성과이며 평소 자신의 수업, 연구, 경험의 축적에서 나오는 것 아닐까. 무심히 떠오르는 파노라믹 뷰, 눈감고 대뇌의 피질을 레코드판 삼아 흘러가는 멜로디, 실험실이나 서재에서보다 산책 도중, 침대 위, 화장실, 비몽사몽 간에 갑자기 생각이 떠오를 때가 많다.

1999년 제작된, 브루스 윌리스 주연의 '식스 센스(The Sixth Sense)'는 죽은 사람의 모습이 보이는 고독한 어린 소년과 정신과 의사의 이야기를 그린 스릴러 영화다. 주로 육감이 주제인 스토리는 기괴, 스릴러, 공포영화의 구성이다. '여섯 번째 감각'은 영화에서 소년이 죽은 사람을 볼 수 있듯이 인간의 의식이 쉽게 무시해버리는 다른 영역을 감지하는 능력을 뜻하는 경우가 많다. 육감에 의한 반전의 반전, 유령의 영혼 교차.

성의학자가 마지막으로 소환하는 감성은 식스 센스가 아니라 '육감(肉感)', 육체가 느끼는 감각 또는 육체의 감각이다. 사전적으로는 '성적(性的) 느낌'이다. 중국어에서 '성감적인'의 성감(性

**190**

感)은 명사로는 '성적 매력', '육감(肉感)'이라는 뜻이고 형용사로는 섹시한(sexy: 육감적: 肉感的))이라는 뜻이다. 필자의 기억에 흑백TV로 보던 '주말의 명화' 여주인공 '마릴린 먼로'의 모습이 직관적 '육감(六感)'으로 떠오른다.

말 한마디로 상대방에게 오해를 살 수 있기에 항상 조심해야 할 요즘, 직업이 성의학 용어를 마음대로 입에 올려도 되는 '비뇨기과 의사'인 것이 정말 다행이다. 게다가 단어나 문장이 두 가지 이상의 뜻으로 해석될 수 있는 다양한 '중의적(重義的)' 한글을 모국어로 구사하는 터라 성적 느낌을 주는 단어인 '육감(肉感)'과 영적 느낌을 주는 단어인 '육감(六感)'을 혼동하는 척 마구 떠벌리고 다닐 수 있는 대한민국에서 큰 자부심을 느끼며 산다.

성의학에서 '육감'의 의미는 전적으로 자신의 마음에 달려 있다. 오늘도 '많은 사람이 음식을 먹고 마시지만 그 음식 맛을 제대로 알고 느끼는 사람은 드물다(人莫不飮食也, 鮮能知味也)'라는 중용의 철학은 인생의 참맛과 '성(性)'의 의미를 깊이 느끼게 해준다.

육! 감! 만! 족!

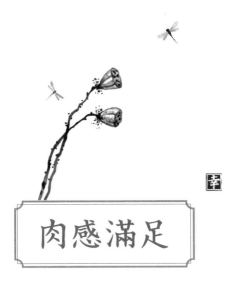

# 肉感滿足

5장

# 십인십색
## 十人十色

열 명 모두의 성격(性格)이나 사람됨이 제각기 다름

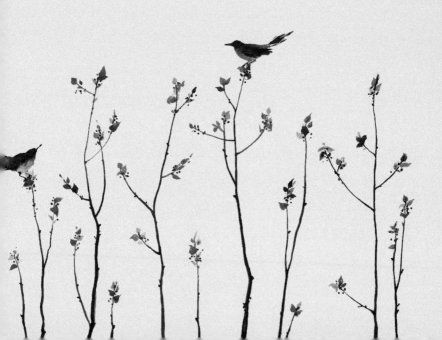

# 블랙컬러 – 블랙아웃

감염병 시대의 한가운데서 너
나 할 것 없이 '코로나 블루'로 우울함을 호소한다. 우리의 일
상 바이러스 공포를 진료실의 회색 잿빛 분위기와 눈물겨운
배급제 마스크 이야기까지 추억으로 하고 싶은 과거 일기장
을 들춰보았다. 급기야 3차, 4차 유행이라더니 이제는 세계
적인 백신 부족 사태와 기 접종자의 돌파 감염까지 코로나바
이러스의 공포와 위협은 끝이 안 보인다.

우울증의 영어 표현인 '블랙독증후군(Black Dog Syndrome)'은 원
래 색이 검다는 이유만으로 검은 유기견 입양을 꺼리는 현상
을 말한다. 블랙독이 '우울증', '낙담'으로 풀이되는 이유는 이러

한 부정적 인식에서 확장된 의미로 추정된다. 우리 '검둥이'라는
표현과는 사뭇 다른 서양의 검은 개를 터부시해온 역사와도 관
련이 있다. 영어 사전의 '나는 평생 블랙독(검은 개)과 살았다'라는
표현은 장시간 시달린 우울증을 검은 개에 비유한 것이다.

직접 보진 못했지만 블랙독증후군을 이야기하려다 보니 드
라마 정보가 눈에 띈다. 국내 드라마 '블랙독'은 고등학교를 배
경으로 한 교사의 이야기로 학생들이 입시전쟁에서 얼마나 힘
들어하는지의 에피소드와 겹친 스토리라는데 벌써부터 제목이
무겁게 느껴진다.

검은색(Black)은 어떤 색인가? 재미있는 점은 인도 유럽어에
서는 검은색(Black)과 불꽃(Flame)이 텅 빔(Blank)과 흰빛(Blanc) 모두
어원이 같다는 것이다. 비어있는 여백 blank는 프랑스어 blanc
에서 온 단어로 white 즉 흰색을 뜻한다. 검은색 과녁 중심의
흰 점을 뜻하기도 한다. 영어 black과 프랑스어 blanc(흰색)이
어원을 거슬러 올라가면 '빛나다, 불타다'라는 의미여서 하얗게
불타는 존재와 다 타서 검게 그을린 의미가 공유된다. 눈을 깜
빡거리는 blink와 눈이 먼다는 blind도 공유의 의미가 있다.

코로나19 감염 확진자가 다녀갔다는 보건소의 전화가 왔을

때 눈앞이 캄캄해지더니 머릿속이 하얘졌다. 분무소독하는 보
건소 직원들이 들이닥칠 때 나는 눈만 껌뻑거릴 뿐이다. 그들이
소독하고 간 진료실에서 나는 앞이 안 보이는 상태가 되었으니
그 단어들의 어원이 같다는 데 공감이 간다.

검은색은 색이 아닌 것 같다. 밝기의 정도가 어두운 것이다.
검은색은 무채색, 색을 띠지 않은, 즉 채도가 없는 것이다. 태양
의 가시광선이 물체에 닿았지만 한 가지 색도 반사하지 않아 아
무 색과 빛도 보이지 않는 어두운 상태를 검은색이라고 한다.
하지만 물리적인 검은 색의 의미는 우리 언어에서 원래의 색이
아닌 '상징적 의미'로 변화한다.

블랙 라벨(Black Label): 고급스러운 이미지로 상품의 고급화,
고가전략의 일환으로 차별화한 제품을 말한다. 소재를 고급
화한 의류제품을 지칭하면서 '라벨'이라는 호칭을 붙였다.
스마트폰, TV, 가전제품, 라면 등에도 블랙라벨 개념이 사
용된다.

흑색선전(Black Propaganda): 터무니없이 출처를 밝히지 않고
비밀리에 펼치는 선전으로 정치판의 불법 비방전의 배경이다.

블랙머니(Black Money): 부정한 방법으로 벌어들인 돈을 말한
다. 부정한 방법이란 절도, 횡령, 배임, 마약거래 등의 범죄를

통칭한다. 검은돈의 액수가 늘수록 지하경제가 활성화된다.

블랙유머(Black Humor): 불길하고 우울한 유머를 말한다. 명랑한 웃음을 자아내는 유머에 비해 사람을 웃기면서도 인간 존재의 불안과 불확실성을 날카롭게 느끼게 하는 내용이다. 유머에는 인간에 대한 신뢰가 밑바탕에 있지만 블랙유머에는 인간에 대한 불신과 절망이 숨어 있다.

블랙스완(Black Swan): 극단적으로 예외적이고 발생 가능성은 희박하지만 일단 발생하면 엄청난 충격을 부르는 사건으로 경제용어로 발전했다.

블랙마켓(Black Market): 정당한 가격과 현저한 차이가 나는 가격으로 거래되는 시장을 말한다. 일종의 불법 암거래라고 할 수 있다. 검은색은 색이 아닌 사물의 외적 시각적 특성으로 보기도 한다.

블랙박스(Black Box): 비행 중인 항공기의 성능과 상태 등을 기록한 장치로 항공기 사고가 발생했을 때 사고의 원인을 밝혀준다. 비행경로 기록장치(DFDR)와 조종실 음성녹음장치(CVR) 두 가지이며 이 장치는 일반적으로 15×50cm, 무게 11kg의 두꺼운 강철 상자 안에 각각 들어 있다. 생각과 달리 오렌지색 박스는 사고로 회수될 때 주로 검은 상태여서 이런 명칭이 붙었다.

드레스 코드 블랙은 어떤 의미일까? 영화의 이브닝 파티나 장례식장에서는 똑같이 검은색 옷을 입는다. 사실 검은색은 혼란스러운 색이다. 상주, 군주, 우울한 사람, 모터사이클 애호가 모두 검은색을 입는다. 비트족과 배트맨도 검은색을 좋아한다. 닌자, 수녀, 파시스트, 패셔니스타도 입는다. 검은색은 겸허하거나 과도하다. 빈곤, 과시, 이색, 경건, 변태성, 절제, 반항의 색이다. 화려한 동시에 우울한 색이다. 한 철학자는 사방의 검은색 옷을 보고 '고통받는 우리 시대의 유니폼'이라고 평했다.

그럼에도 검은색은 항상 가장 우세한 색이고 참조의 기준이다. 수많은 정치인과 기업 대표이사의 자동차 색이 다르면서 같은 오래된 검은색으로 매년 여전히 가장 유행하는 색이다. "검정보다 더 진한 색이 있다면 그걸 입겠어. 그렇게 되기 전에는 검은색을 입어야지." 코코 샤넬이 남긴 말이다.

밤하늘이 검은 이유, 우리가 보는 밤하늘은 왜 어두울까? 빛의 속도가 유한하고 대부분의 별이나 은하의 빛이 아직 지구에 도달하지 않았기 때문이다. 그것은 또한 별빛이 우리에게 도달하기에는 우주가 태어난 지 충분히 오래되지 않았기 때문이기도 하다. 우주는 지금 이 순간에도 엄청난 속도로 계속 팽창중이다. 이 우주 팽창에 의해 별빛이 우리 눈으로 볼 수 없는 파장대로 변형되어 '가시광선' 범위를 벗어나 밤하늘이 여전히 어두운 것이다.

또한 우주 저편에서 출발해 아직 도달하지 못한 별빛들도 당분간 아니 영원히 도달하지 못할 것이고 밤하늘이 밝아지는 현상은 일어나지 않을 것이다. 코로나바이러스 공포 속에 끝도 안 보이는 감염병을 생각하다가 블랙아웃(Black Out)의 심정으로 검은 밤하늘까지 숨막히는 심정으로 쳐다봤다.

의료코드 색깔의 의미에서도 '코드 블랙'은 폭탄테러 위협이나 환자가 밀집해 의료진과 의료자원이 부족한 경우 등의 다급한 코드 컬러다. '코드 화이트'도 바이러스 등에 의해 전산망이 마비되어 전산 프로그램 작동이 멈춘 상황으로 현대 의학의 전산화된 병원은 정지 상태가 된다.

오늘도 초음파의 반향을 이용해 종물을 추적하다가 '검은색(echo-free)' 종물 소견으로 판독되어 '단순 낭종' 진단으로 한숨 돌리는 순간을 경험한다. 가슴이 무너지는 코드 블랙, 가슴을 쓸어내리는 코드 화이트 둘 다 극복하고 '코드 클리어'로 일상의 기능이 정상으로 돌아오는 꿈을 꾸는 것도 '검은 꿈'일까?

코드 클리어: 모든 상황의 종료를 뜻하며 병원에서 주고받는 응급코드 방송이 코드 클리어라면 일상생활로 돌아가도 좋다는 의미다.

暗黑世界

# 착시현상 – 각양각색

### '색'은 계속 속인다. '성(性)'도 그렇다!

유치원 선생님이 "살색을 칠해보세요!"라고 말씀하시면 아이들은 보통 '살색' 크레파스를 머릿속에 떠올리고 도화지에 색칠한다. 크레파스는 '메이드 인 아시아'다.

프랑스 개념예술가 다니엘 뷔랑은 "색은 순수한 생각이다"라고 주장했다. 그런데 크레파스의 '살색'은 순수한가? 유색인종의 반대말은 '무색인종'인가? 필자는 유색인종, 황인종, 아시아계 인종이어서 아시아에서 생산한 크레파스 '살색'을 떠올릴 뿐이다.

레오나르도 다빈치 시대부터 화가와 색채이론가들은 맥락에 의해 색이 결정된다는 것을 알고 있었다. 색의 착시현상(錯視現象) 원리는 무엇일까? 어떤 색과 대비시키느냐에 따라 같은 색도 다르게 보인다는 뜻이다. 색채가 다른 정사각형 서너 개가 중첩된 '정사각형에 바치는 경의'로 색채의 변주를 통해 눈을 혼란시키는 입체감과 움직임을 만들어낸 '요제프 알베르스'는 '색은 계속 속인다'라는 말을 남겼다.

그는 예술작품이라기보다 색의 조합이 만들어내는 시각적 효과를 실험하는 시료와 같은 느낌을 준다. 우리가 어떤 색을 보느냐는 옆의 다른 색뿐만 아니라 다른 삶과 다른 생각에 의해서도 중복 결정된다. 시각효과에 의해서만 속임수가 일어나는 것은 아니다. 색은 개인의 경험과 문화적 의미에서 자유로울 수 없다.

'성(性)'도 그렇다!
예술적인 '색(色)'은 빛을 흡수하거나 반사해 나타나는 사물의 밝음과 어둠이나 빨강, 파랑, 노랑 따위의 물리적 현상이지만 이러한 물리적 현상의 색도 맥락에 따라 결정되고 착시현상이 증명되었다. 우리가 특정 물리적 현상의 '색'을 봐도 옆의 다른 색뿐만 아니라 다른 삶과 생각에 의해 중복 결정되고 색은 개인의 경험과 문화적 의미와 복합된다는 것을 알게 되는데 성적 의미의 색(色)의 상대성은 어떠하겠는가?

상대적 아름다움은 바로 '늙어가는 것'과 '나이들어 가는 것'의 비교 설명이다. 생물학적으로 나이를 먹는 과정이 늙어가는 것이다. 반면, 나이가 들어가는 것은 젊은이에게는 없는 것이 생겨나는 것이다. 사람을 다루는 법, 관계를 보는 눈, 풍부하고 다채로운 경험, 세월이 가르쳐준 직감, 욕망을 조절하는 지혜 등이 나이든 사람에게 생긴다. 나이가 들면서 성적(性的)으로 생기는 새로운 것은 성 상대자를 다루는 법, 성관계의 깊은 의미, 풍부하고 다채로운 성 경험, 세월이 가르쳐준 성감, 오르가즘을 조절하는 지혜 등이다.

어린이에게 어린이만의 아름다움이 있듯이 노인에게는 노인만의 아름다움이 있다. 그러니 차별을 두지 않아도 된다. 생명은 매 순간 세상 물건은 모두 저마다 감상할 가치가 있다. 성(性)도 저마다 감상할 가치가 있다. 이것이 바로 깨달음이 있는 도가적(道家的) 성의학(性醫學)의 가르침이고 성인 의미의 색(色)의 착시현상에서 벗어나는 방법이다.

『장자(莊子)』 '산목(山木)' 편에 여관 주인에게 천대받는 미인 이야기가 나온다. 양자는 송나라에 갔다가 어느 여관에서 하룻밤을 묵게 되었다. 여관 주인에게는 두 명의 첩이 있었는데 한 명은 미인이고 다른 한 명은 추녀였다. 그런데 추녀가 귀한 대접을 받고 미녀가 천대를 받는 까닭을 양자가 묻자 여관 주인이 대답했다. "미인은 스스로 아름답다고 여기는데 저는 그 아름다움을 모르겠고 추녀는 스스로 추하다고 여기는데 저는 그 추함을 모르겠습니다." 이에 양자가 말했다. "제자들아, 기억하라. 현명하게 행동하면서도 스스로 현명하다고 과시하지 않는다면 어디에 가든지 사랑받지 않겠는가?"

아름다움은 스스로 드러낼수록 오래 못가고 빛이 바랜다. 주변에서 선행을 하고도 너무 자랑하면 눈살이 찌푸려지는 것과 같다. 아름다움은 상대적이다. 대상의 '아름다움'은 어디까지나 내 생각일 뿐이다.

지난 세월 성 상담을 해오면서 인간의 '성'에 대해 도가적 투명필름에 투영된 삶을 생각하게 된다. '성'은 자각적 대상이다. 생물학적 크기, 성행위 강도, 빈도 등 남과 비교해보고 싶은 사람을 보면 도가사상을 굳이 인용하지 않더라도 '자각적 성 만족도'를 높이도록 권유하게 된다.

비뇨기과 진료실에서 느껴지는 색이 있다. 성적 의미의 색(色)을 어떻게 느끼는지 대화를 시작한다. 환자와의 상담은 성(性)이 맥락에 의해 결정되고 착시현상의 가능성과 성적 삶, 성적 가치관에 의해 결정되고 개인의 경험과 문화적 의미까지 복합될 수 있다는 것을 교감하도록 애쓰고 있다.

동창들과 술 한 잔을 하며 떠드는 속에 한걸음 물러서서 보니 모두 자기 이야기를 하느라 대화가 없었다. 환자는 자신이 하고 싶은 말에 집중하기 마련이다. 진료실 상담은 환자가 인식하진 못하더라도 현재 당면한 문제의 해결에 가장 도움이 되는 이야기를 표현할 수 있도록 하는가, 즉 자신의 이야기를 불편하지 않게 빨리 꺼내도록 유도하는 시간이다. 상대적으로 성 상담은 꺼내기는 너무 힘들지만 목적지 도착을 위한 해결 방안은 자신만이 해결할 수 있는 경우가 많아 대화의 열쇠는 주로 환자가 갖는다. 얼굴만 보고 어떻게 침실 이야기를 완벽히 유추해낼 수 있겠는가? 환자들의 이야기를 듣다 보면 그야말로 성행동 과정, 성취감의 강도, 자신의 삶에 두는 비중은 각양각색이다! 십인십색! 흥미진진!

초등학교 소풍날 가슴설레는 추억 중 하나는 엄마가 손가락에 실로 묶어주신 풍선을 튀기고 쳐다보는 놀이다. 잘못해 실

**205**

이 끊겨 풍선이 날아가기라도 하면 그날 기분은 다 망치고 울음까지 터진다. 기분이 좋으려면 하루 종일 놀고 집에 가 곯아 떨어지기 직전까지 내 눈앞에 예쁜 색의 풍선을 손가락으로 튕길 수 있을 때다. 욕심에 양손에 풍선을 잔뜩 들고 돌아다니면 친구들과 재미있게 놀 수도 없고 아무것도 할 수가 없다. 동심으로 돌아가 한 손에 잡은 풍선을 잘 갖고 노는 것이 비뇨기과에서 필자가 환자와 공감하는 성(性)적 색깔일 것이다.

각양각색(各樣各色)! 십인십색(十人十色)! 흥미진진(興味津津)!

错觉现象

# 무지개 색 – 야한 색깔

빨주노초파남보 그리고 화이트

한글을 깨우치고 '빨주노초파남보' 무지개색 순서 암기로 색깔 공부를 시작한다. 국어 공부를 시작하면 무지개빛은 좋은 의미로 인용되고 꿈에서도 무지개를 보면 길몽이라는 것도 알게 된다. 무지개가 선명하게 보이면 바라는 일이나 이루고 싶은 목표가 실현되는 것으로 해석하고 무지개를 바라보는 꿈만으로도 원하던 소망을 이룰 기회가 찾아오는 꿈으로 해석한다. 꿈에 '쌍무지개'가 보이면 겹경사가 생길 것으로 해몽한다. 큰 행복과 즐거움에 부와 성공까지 누리는 최고의 길몽으로 여긴다.

'진료실에 쌍무지개가 떴다!'

영어를 배우기 시작하면 선생님이 무지개색을 영어로 쉽게 외우는 방법을 알려주신다. '빨주노초파남보'라고 하듯이 영어도 앞글자만 따 'ROYGBIV(로이쥐비브)'로 기억하라. Red, Orange, Yellow, Green, Blue, Indigo, Violet!

코로나 초기 2차 유행 시점에 이태원발 코로나19 업소들이 지목되면서 성적 소수자에 대한 관심이 커졌다. 성 소수자를 지칭하는 'LGBT'는 레즈비언(Lesbian), 게이(Gay), 양성애자(Bisexual), 트랜스젠더(Transgender)의 앞 글자를 딴 것이다. 하지만 '이상한, 기이한' 등의 뜻을 가진 '퀴어(queer)'는 처음에는 동성애자를 비하하고 경멸하는 단어로 쓰이다가 지금은 동성애자 인권운동 후 동성애자는 물론 성 소수자를 지칭하는 포괄적인 단어로 사용되고 있다.

성 소수자를 상징하는 무지개 깃발(Rainbow Flag)은 1978년 미국 샌프란시스코의 예술가 길버트 베이커(Gilbert Baker)가 디자인해 '게이 프리덤 퍼레이드'에서 첫선을 보였다. 그는 '오즈의 마법사' 주제곡인 '오버 더 레인보우'에서 영감을 받았다고 설명한 적이 있다. 최초의 무지개 깃발은 베이커와 30여 명의 자원봉사팀이 성 소수자 커뮤니티센터의 다락방을 작업공간 삼아 휴

지통에 염료를 붓고 천을 담가 각 색깔의 배너를 만든 데서 시작되었다. 염색된 천은 빨래방에 가져가 세탁기로 헹구고 연결해 꿰매 다려 수작업으로 완성했다.

성 소수자 커뮤니티를 상징하는 깃발을 만들기 전 국제적 상징으로 '핑크 트라이앵글'이 있었다. 핑크 트라이앵글은 분홍색 역삼각형 엠블럼으로 제2차 세계대전 당시 나치 강제수용소 홀로코스트에서 남성 동성애자에게 의무적으로 장착시킨 '배지(badge)'에서 비롯되었다.

무지개 깃발이 처음 만들어진 당시에는 성 소수자의 다양성을 표현하기 위해 빨강, 주황, 노랑, 초록, 파랑, 남색, 보라 일곱 가지 색에 핑크를 더한 여덟 가지 색깔로 이뤄져 있었지만 초기에 여덟 가지 색깔 중 인권운동 시위용으로 대량생산이 힘든 '핑크'는 제외되었고 이후 남색까지 제외되면서 오늘날의 여섯 가지 색 깃발로 정해져 성 소수자를 상징하는 이미지가 되었다. '프라이드의 달' 6월이 오면 세계 곳곳에서 무지개 깃발이 나부낀다.

2015년 미국 대법원이 동성결혼을 합법화하면서 전 세계 페이스북 사용자 2,500만 명 이상이 프로필 사진을 무지개로

물들였다. 백악관, 엠파이어 스테이트 빌딩, 나이애가라 폭포도 무지개 조명을 밝혔다. 나아가 무지개 깃발은 성 소수자의 인권 관련 시위뿐만 아니라 다양성과 평화를 지지하는 집회라면 빠지지 않고 등장하는 세계적 상징이 되었다.

성 소수자 깃발이 일곱 개가 아닌 여섯 개의 무지개색이 된 이유는 앞에서 언급한 대로 수요가 급증해 대량생산을 해야만 했고 분홍은 성적 취향, 성 정체성을 의미하는 중요한 색이었지만 당시 분홍색 천은 대량으로 구하기 힘들었고 가격까지 비싸 분홍색을 빼고 청록색과 남색을 합쳐 파란색으로 대체했기 때문이다.

무지개 깃발(Rainbow Flag)에서 분홍은 성적 취향, 성 정체성, 빨강은 생명과 삶, 주황은 치유, 노랑은 햇빛과 태양, 초록은 자연, 청록은 예술, 남색은 화합, 보라는 정신과 영혼을 의미한다. 하필이면 '성 정체성'을 상징하는 핑크색을 삭제한 의미로 여성스러움을 상징하는 것으로 알려진 전형적인 색깔인 '핑크색'이 남녀 한 쌍의 성적 결합만 자연적으로 인정될 수 있는 정상적인 결합이라는 사고관념의 틀에서는 성적 다양성의 존중이 인정되지 않기 때문에 보편적 개념의 남녀의 성적 정체성을 빼버려야 성 소수자의 입지를 마련할 수 있다는 과장된 의견도 있다.

무지개 깃발은 캘리포니아 웨스트할리우드에서 아파트 발코니에 무지개 깃발을 내거는 것을 집주인이 금지하자 소송해 승소한 후 1989년 이후 캘리포니아 거리마다 내걸 수 있게 됐다. 무지개색으로 시작했지만 이 책의 의미는 비뇨기과 진료실에서 느껴지는 다양성과 색깔이다. 우리말이 그렇듯 '색깔있는' 컬러 유머(Color Humor)가 영어에서도 야한 농담 아닌가.

『야동 색깔』에서도 언급한 대로 야한 색깔도 나라마다 다르다. 빨간색은 열정, 사랑, 뜨거운 밤을 상상할 때 여지없이 떠오르는 색이다. 한국, 이탈리아, 필리핀에서 야한 색은 빨간색이다. 한국에서 빨간색은 '19금' 마크이고 이탈리아에서는 성인 영화를 'filmrosso(붉은빛 영화)'라고 한다. 영어권에서의 야한 색깔은 의외로 파란색이다. 여러 설이 있지만 미국과 영국에서 포르노 영화 필름이나 야한 책 등을 검열할 때 파란색으로 표시하는 규정 때문인 것으로 알려져 있다.

포르노 영화나 성인 비디오는 blue film, blue movie라고 부르고 야한 농담은 blue joke라고 한다. 중국에서 야한 색은 노란색이다. 중국어로 야한 책은 '황색서간(黃色書簡)', 포르노 영화는 '황색전영(黃色電影)'이라고 부른다. 이는 지위나 권력에 대한 왜곡된 감정에 기인한다고 볼 수 있는데 과거 중국 황제들의 복

장이 노란색이어서 노란색에는 자연적인 고귀함과는 상반되어
저속하다는 의미인 것으로 추론된다.

스페인어에서 녹색(Verde)은 단순한 색상의 의미뿐만 아니라
'외설'의 의미도 포함되어 성인영화는 'Cine Verde', 야한 책
은 'Liblo Verde'라고 부른다. 일본에서 야한 색은 분홍색인데
연상되는 대표적인 과일은 복숭아이고 모양도 성기와 비슷해
성기를 뜻하는 은어로 사용되기도 했다. 프랑스에서는 주로
흰색이 야함을 표현하는데 화류계 여성이 흰색 스커트와 하
이힐을 신는 풍습 때문이라고 한다. 성인영화는 'rose(장밋빛)'를
사용한다.

국어사전에서 '야(野)하다'는 '천박하고 요염하다', '야(冶)하다'
는 '천하게 아리땁다'로 구분한다. 어떤 작가의 글에서 '순수하
게 야하다'가 후자 야(冶)하다 같다. 천하지만 아리따운 것은 마
음이나 몸가짐이 맵시 있고 곱다는 의미다. 즉 야해 보이기 위
한 말과 행동, 야한 의상이나 화장을 굳이 안 해도 그냥 순수하
게 야한 것이다. 필자의 고등학교, 대학교 선배이신 마광수 교
수의 '나는 야한 여자가 좋다'의 의미가 이 의미인 것을… 말년
에 우울하셨던 너무 앞서가신 마광수 교수의 순수함이 그리워
진다.

피천득 선생님의 『나의 사랑하는 생활』의 색깔을 돌이켜 느
껴본다. 나는 나의 시간과 기운을 다 팔아버리지 않고 나의 마
지막 1/10이라도 남겨 자유와 한가로움을 즐길 수 있는 생활
을 하고 싶다. 나는 아기의 머리카락과 새로 난 나뭇잎을 만지
는 것을 좋아한다. 보드랍고 고운 화롯불 재를 만지는 것을 좋
아한다. 남의 아내의 수달피 목도리를 만져보는 것을 좋아한다.
그리고 아내에게 좀 미안하다는 생각을 한다. 나는 아름다운 얼
굴을 좋아한다. 웃는 아름다운 얼굴을 더 좋아한다. 하지만 수
수한 얼굴이 웃는 것도 좋아한다. 서영이 엄마가 자기 아이를
바라보고 웃는 얼굴도 좋아한다. 내가 아는 여인들이 인사 대신
웃는 웃음을 나는 좋아한다. 그리고 이를 가는 우리 딸의 웃는
얼굴을 나는 사랑한다.

나는 아름다운 빛을 사랑한다. 골짜기마다 단풍이 찬란한 만
폭동(萬瀑洞) 앞을 바라보면 걸음이 급해지고 뒤를 돌아보면 더
좋은 단풍을 두고 가는 것 같아 어쩔 줄 모르고 서 있었다. 전에
우리 유치원 선생님이 주신 색종이 같은 빨강, 보라, 자주, 초록
이런 황홀한 색깔을 나는 좋아한다. 나는 우리나라의 가을 하늘
을 사랑한다. 나는 진주빛, 비둘기 빛을 좋아한다. 늙어가는 학
자의 희끗희끗한 머리카락을 좋아한다.

선생님의 황홀한 빨강은 원시적 언어에서 최초로 이름을 붙인 색이며 일반적으로 원시적인 정열과 감성을 상징하고 맹렬, 투쟁, 위험, 용기, 정력, 성욕을 연상시킨다. 진료실에서 느껴지는 색깔, 환자의 특성과 성적 의미의 색(色)을 의무기록에 기록하기도 한다. Sex는 '에스에스'라고 적고 '빨간 이미지', '섹스리스'는 '하얀 이미지'로 느껴진다. 의무기록이 온통 뻘겋고 하얗다!

黃色電影

# 에피타프 – 나의 속도

스텝 온리(Staff Only)

의사 가운을 입고 병원 내에서 '관계자 외 출입금지(Staff Only)' 구역을 다니면서 알게 모르게 '열외의식'이 생긴다. '나는 빼고' 또는 '나만 허가'되는 출입과 행위에 익숙해진다. 어쩌다 입장이 바뀌어 환자나 보호자로 병원에 가면 같은 공간이지만 관계자 가 아닌 것에 익숙해져야 한다.

코로나 팬데믹 속에서 진료 환경도 변하고 백신 접종 후에 도 변이 바이러스와 함께 살아가자니 친구나 동료들과의 교류 도 완전히 달라졌다. 생활습관, 리듬이 이전 같지 않고 의사회 에서도 연장자그룹(Senior Group)의 역할을 맡으면서 진작에 10

년 전부터 안주머니에 넣고 다니는 인생의 반환점 기차표를 자꾸 확인하게 된다.

### 나의 품사(品詞: Parts of Speech)

국어 문법에서 배운 명사, 대명사, 수사, 조사, 동사, 형용사, 관형사, 부사, 감탄사 등의 품사는 글에서 단어의 역할을 한다. 인생 여정 속의 나는 어떤 품사일까? 법정 스님의 산문집에서 자신의 품사를 생각해본다는 말씀에 지난 인생을 생각해보니 참으로 파란만장(波瀾萬丈)!

젊은 날의 '명사'를 추구하던 푸른 나날들, 결혼 후 '대명사'를 어깨에 짊어지고 가족과 힘겹게 뛰어온 뜀뛰기를 생각하면 웃어야 할지 울어야 할지 모르겠다. 술에 취하면 감탄사로 해롱거렸고 윗분들 앞에서 조사 역할로 내 품사를 모색하던 시기도 있었다. 언제부터인지 호르몬 감퇴 때문인지 형용사에 뭉클해지더니 내가 어떤 색깔인지, 남이 보기에 어떠한지 자꾸 형용사에 나를 가두고 살게 되었다. 어쨌든 이제 추구해야 할 내 품사는 '동사'인 것 같다. 그것도 'do' 동사(動詞)로 하루를 걸어가려고 한다.

갑자기 '나'를 상징하는 '명사' 앞에 '관형사' 역할을 하기는 낮

뜨겁다. 이쑤시개든 불쏘시개든 '명사'를 추구하는 것은 다 저 멀리 보이는 아지랑이와 같다. '인생은 한바탕 꿈', 일장춘몽(一場春夢)이라고 덧없는 인생을 한탄하며 허무에 빠지기도 한다지만 나의 하루를 관심을 갖고 정성을 다하면 '관계자(Staff)'이고 꿈타령에 빠져 달려가던 인생 항로에서 이탈하는 것도 자신에게 달려 있으니 말이다. 사람은 누구나 먹고 마시지만 정성(精誠)을 함께 하는 사람만 그 참맛을 알게 된다는 중용(中庸)의 말씀이 오늘 하루를 임하는 마음가짐을 새롭게 한다.

뛰다 보니 인생의 반환점을 돌았다. 지구를 공전하는 달은 자전주기 때문에 우리는 영원히 달의 뒷면을 볼 수가 없다. 하지만 달의 뒷면은 어두운 곳이 아니다. 우리가 그 면을 못 봐서 그렇지 사실 지구를 공전하면서 자전을 한 번 하고 똑같이 흠뻑 태양 빛을 받는다. 살아오면서 '나비(나는 비뇨기과 의사)'의 가면을 쓰고 '스텝 온리(Staff Only)' 구역을 들락거렸다.

'나비'라는 가면, '페르소나'가 그동안 '관계자 외 출입금지' 구역의 출입증 역할을 했다면 지금부터는 30년 이상 더해가며 내 뒷면의 색깔을 찾아갈 시간이다. 비뇨기과 의사로 살아오면서 내 앞면의 색깔을 발견했다면 뒷면의 색깔이 교차하기 시작한 시점에 내 뒷면을 비추는 거울이라도 장만해야겠다.

나의 속도

성의학적 교훈으로 '속도 조절'을 위한 계명이 있다. 욕심이 과해 일을 망치지 않도록 전하는 메시지가 '욕속부달 욕교반졸[欲速不達欲巧反拙]' 즉, 성급히 서두르면 일이 성사되기 어렵고 너무 잘하려고 하면 오히려 망친다는 뜻이다.

이제는 서두르자! 천천히! 페스티나 렌테(Festina lente)는 '천천히 서둘러라'라는 뜻이다. 로마제국의 전성기(Pax Romana)를 이끈 아우구스투스 황제의 좌우명이다. 2천 년 전의 전략은 여전히 유효하다.

『논어』 '자로' 편에 나오는 이야기로 정치하는 방법에 대한 답변이다. 공자 왈 "급히 서두르지 말고 작은 것에 집착하지 말라. 급히 서두르면 일이 성사되기 어렵고(欲速不達: 욕속부달) 작은 것에 매달리면 큰일을 이루지 못하기 때문이다(欲巧反拙: 욕교반졸)." 임기 안에 자신의 치적을 남기고 싶어하는 정치인의 속성을 잘 꼬집은 말이지만 우리가 갖기 쉬운 잘못된 마음가짐을 지적하고 있다.

모든 일에는 성사될 때가 있고 되지 않을 때가 있다. 우선 큰 안목으로 최선을 다하고 결과에 연연하지 않는 자만이 진정한 성공의 기쁨을 누릴 수 있다. 공자님은 '성적(性的) 만족감' 성취에 대한 성의학적 식견이 탁월하시다. '잘 만들려고 너무 기교를 부리다가 오히려 일을 망친다'라는 뜻이고 잘해보려다가 욕심만 앞서 결국 일을 망친다는 말이다. '다 된 밥에 재 뿌리는' 사족(蛇足)과 같은 경우다. 바둑 격언에 '장고 끝에 악수 나온다'라고 했다.

미국 기상학자가 기상관측을 하다가 생각해낸 '나비효과'의 원리는 훗날 물리학의 카오스 이론의 토대가 되었다. 변화무쌍한 날씨의 예측이 힘든 이유를 '지구상 어디선가 일어난 조그만 변화로 인해 예측할 수 없는 날씨 현상이 나타났다'라는 설명이지만 너무 기교를 부리다가 오히려 일을 그르치는 세상 이치와 통한다. 출발은 과학 용어였지만 시발점이 된 사건과는 전혀 무관해 보이는 큰 변화가 결과적으로 생겼을 때 일상적으로 사용하는 용어가 되었다. 진료실에서 항상 경험하고 경계하게 된다. 나비효과 개념의 핵심은 사소한 행위가 큰 결과를 부를 수 있다는 것이다. 코로나19가 부른 나비효과를 전 세계가 눈앞에서 확인하고 있지 않은가?

에피타프(Epitaph: 묘비명(墓碑銘))

묘비명은 사망 전 본인이 직접 쓰거나 주변사람들이 선택한
다지만 코로나 팬데믹으로 전 세계 각지에서 예상하지 못한 슬
픈 일이 일어나는 상황에 공포스러워 마냥 낭만적일 수만은 없
다. 자신의 묘비명을 자신이 써놓는 것도 큰 의미가 있다.

어느 개그우먼이 자신의 묘비명을 '웃기다가 자빠졌네'라고
정해 가슴에 담았던 적이 있다. 시인 조병화는 자신의 묘비명에
어머니에 대한 사랑을 담았다. '어머님 심부름으로 이 세상에
나왔다가 이제 어머님의 심부름을 다 마치고 어머님께 돌아왔
습니다.' 프랑스 소설가 스탕달은 카이사르의 명언을 패러디했
다. 'Scrisse, amo, visse(썼다, 사랑하며 살았다).' 헤밍웨이는 '일어나
지 못해 미안하오'다.

익살스러운 조지 버나드 쇼(George Bernard Shaw)의 묘비명은 항
상 풍자적인 모습 그대로다. '우물쭈물하다가 언젠가 이 꼴날 줄
알았지.' 누가 찾아와 봐도 미소가 떠오르는 한마디가 좋겠다.

코로나 팬데믹이 시작되면서 '토크쇼'로 한국에서 유명했던
코미디언 자니 윤 씨가 별세했다. 미국 LA에서 말년에 치매 증
세로 인한 입원과 건강악화 소식으로 안타까움을 전했다. 10여

년 전 가족 진료와 검진차 만났던 멋진 미소의 자니 윤 씨는 부친 연배이면서도 건강하셨다. 자주 뵙다 보니 옛날 토크쇼의 어눌한 한국어 발음으로 스탠딩 코미디 이야기도 하고 병원 앞 붕어빵 아주머니에게 사인도 받아드린 추억도 있다.

한 시대를 풍미한 코미디언 이주일 씨도 한참 먼저 타계하셨으니 젊은 날 웃음을 주시던 멋쟁이들을 잃은 허전함에 뚱딴지 같은 상상력을 발휘해본다. 만약 내가 '이웅희 성의학 토크쇼'를 진행한다면 게스트로 다시 그분들을 모시고 싶다. 그리고 훗날 묘비명은 어떻게 쓰실지 과거로 돌아가 여쭙고 싶다.

'이주일'의 입가에 힘준 말투 '못생겨서 죄송합니다.'
'자니 윤'의 어눌한 버터 발음 '이럴 줄은 몰랐어요.'

토크쇼 마무리 즈음 나도 한마디하고 싶다. '길고 짧은 건 누워봐야 안다구요!' 그리고 말미에 '저는 묘비에 찾아올 사랑하는 가족에게 이렇게 말해주고 싶네요!' '나의 색깔은 무엇일까, 너의 향기 간직할게'라고.

내가 젊고 자유로워서

상상력에 한계가 없었을 때

나는 세상을 변화시키겠다는 꿈을 가졌었다.

그러나 더 나이가 들고 지혜를 얻었을 때

나는 세상이 변하지 않으리라는 것을 알았다.

그래서 내 시야를 약간 좁혀

내가 사는 나라를 변화시키겠다고 결심했다.

그러나 그것도 불가능한 일이었다.

황혼의 나이가 되었을 때 나는 마지막 시도로

나와 가장 가까운 내 가족을 변화시키겠다고 마음을 정했다.

그러나 아무도 달라지지 않았다.

이제 죽음을 맞기 위해

누운 자리에서 나는 문득 깨닫는다.

만약 나 자신을 먼저 변화시켰더라면

그것을 보고 내 가족이 변화되었을 것을.

또한 그것에 용기를 얻어

내 나라를 더 좋은 곳으로

바꿀 수 있었을 것을.

그리고 누가 아는가

세상도 변화되었을지!

– 웨스트민스터 성당 어느 주교의 묘비명

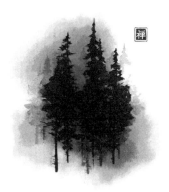

墓碑铭文

# 일동기립 – 세우자

### 반반치킨(半半炸鸡[bànbànzhájī])

전 세계적인 치맥 열풍으로 중국에서도 한국의 '치맥(치킨과 맥주)'이 도입되어 炸鸡和啤酒(자지흐어피지오)로 불린다. '오리지날 후라이드치킨(原味炸鸡: 위안웨이자지)'과 '양념치킨(调味炸鸡: 티아오웨이자지)'도 메뉴로 잘 알려져 있다. 게다가 반반 섞는 '반반치킨(半半炸鸡: 반반자지)'까지 주문할 수 있다. 중국에서 치킨을 시키면 여기저기서 치킨(炸鸡: 자지)을 불러대니 귀가 즐겁다.

치킨 이야기로 시작했지만 반(半)이라는 한자가 만들어질 때 소를 잡는 사람들이 칼로 반을 자르면 '半' 자가 좌우로 '소 우

224

(牛)' 두 개가 생김(半=牛+牛)을 형상화했다. 한자가 만들어진 조자 (造字) 원리를 육서(六書)라고 하는데 상형, 지사 글자는 5%뿐이고 대부분 한 부분은 뜻, 다른 한 부분은 소리를 나타내는 형성 자(形聲字)다.

1. 상형자(4%): 사물의 모양을 본떠 만든 글자
   (日, 月, 火, 水, 木, 金, 土)

2. 지사자(1%): 추상적인 사물이나 관념을 표시한 글자
   (一, 二, 三, 四, 上, 下)

3. 회의자(13%): 상형자와 지사자가 만나 새로운 뜻을 만든
   글자(明: 日+月)

4. 형성자(80~85%): 한 부분은 뜻, 다른 한 부분은 소리를
   나타냄(萌, 沐, 吐)

5. 전주자(1%): 글자 원래의 의미에서 파생되어 확장되는
   글자(樂)

6. 가차자(1%): 비슷한 소리를 가진 자를 빌려 쓰는 글자,
   외래어

반 자르기의 상형자의 다른 예로 '나무 목(木)'을 세로로 잘라 만들어진 '조각 장(爿)', '조각 편(片)'이 있다(木=爿+片).

나무 목 = 조각 장 + 조각 편

225

## 상형자 일으켜 세우기

대표적인 '물고기 어' 魚, '말 마' 馬, '코끼리 상' 象, '수레 거, 차 차' 車 등이 동물이나 사물의 누운 형상을 세로로 세운 글자다.

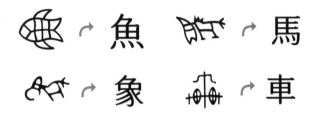

또한 많은 글자가 초기에 만들어진 의미에서 쓰임새가 많아지면서 원래의 뜻을 살리기 위한 다른 글자를 만들게 되는데 대표적으로 '곰 웅' 熊이 있다. 대웅제약이라는 제약회사의 로고에서 보듯이 '熊' 자가 앞발을 든 곰의 형상을 일으켜 세운 글자인데 지금은 '능력, 할 수 있다'라는 능(能)이 원래 힘센 곰의 글자로 일으켜 세운 곰의 형상이었다가 '가능하다, 할 수 있다'라는 의미의 글자 '능'으로 많이 쓰이면서 원래의 곰이라는 뜻의 글자는 곰의 상징인 '곰 발바닥' 점 네 개를 붙여 현재의 곰 웅(熊) 자가 되었다.

의학 용어로 가장 많이 사용되는 질병(疾病) 관련 글자의 부수는 '疒: 병들어 기댈 녁, 병들어 기댈 상으로 '병질 엄' 부수로 불린다. 이 글자는 '疒'로 나무를 반으로 자른 爿(조각 장)+广(집 엄)으로 기록되어 있지만 疒 자는 '병들다, 앓다'라는 뜻으로 爿(나뭇조각 장) 자에 획이 하나 그어진 모습이다.

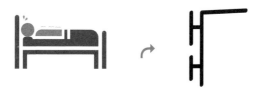

병질 엄은 침대 '조각 장'을 세운 형상

爿 자는 침대로 누운 조각장 글자 위에 환자가 누운 모양을 기어코 세로로 일으켜 세운 것이다. 疒 자는 단독으로 쓰이지 않고 다른 글자와 결합해 부상이나 질병과 관련된 의미로 글자를 만든다.

질병(疾病)은 건강(健康)하지 않은 상태, 질환과 기능의 장애로 인한 병(病)이다. 질(疾) 자는 '병, 질병, 괴로움'이라는 뜻의 글자다. 疾 자는 疒(병들 녁) 자와 矢(화살 시) 자가 결합된 모습이다. 사람이 화살에 맞아 침대에 누운 모습을 세로로 일으켜 세운 것이다.

고대에는 일반적인 질병을 疾, 심각한 질병을 病(병 병)이라고

227

불렀다. 화살에 맞는 것은 목숨을 잃을 정도는 아니라고 생각했다. 병(病) 자는 '질병'이나 '근심, 앓다'라는 뜻이다. 病 자는 疒(병들 녁) 자와 丙(남녘 병) 자가 결합된 모습이다. 침대에 누워 땀을 흘리는 사람의 형상을 丙(남녘 병) 자로 대신해 발음 역할로 삼은 형성문자다. 고대의 病 자와 疾(병 질) 자 모두 '앓다'라는 뜻으로 쓰이다가 글자가 분리된 후부터 疾은 비교적 가벼운 병, 病 자는 비교적 심각한 병으로 구분하고 있다.

　40년 전 의대 시절 의학 용어는 대부분 한자 인용 용어였고 해부학 용어의 이해도 한자의 이해로 도움을 받았지만 그동안 한글화된 의학 용어 정리로 이제는 연장자그룹(Senior Group) 의사인 필자는 생소한 우리말 의학 용어를 만나게 된다. 한자를 볼 때 조자 원리를 찾아보는 데 관심이 있어 흔히 사용하는 필수한자부터 '육서(六書)'와 재미있는 상형자를 붓글씨로 쓰다 보니 성의학을 전공하면서 어떻게든 '일으켜 세우는' 비뇨기과 의사의 직업정신과 상형 한자의 일으켜 세우는 조자 원리의 '세우는' 공통점을 발견하고 작은 즐거움을 매일 함께 하고 있다.

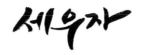

## 일동기립(一同起立)

"판사님께서 들어오십니다. 모두 자리에서 일어나 주시기 바랍니다(All rise, Judge enters)." 실제로 재판정에 한 번도 가보지 않았더라도 누구나 한 번쯤 들어봤을 익숙한 표현이다. 조루증의 치료 원리의 '가다 서다', '고스톱 치료법'을 설명하면서 감각적 자각 수준을 증가시키는 방법으로 '스톱 스타트(Stop & Start) 법'을 설명한 적이 있다. 진료실에서 '고스톱 치료법'으로 환자들에게 훈련법을 설명할 때 '가다 서다' 법이라고 하면서도 우리말 '일어서다'의 '서다'와 '멈추다'의 '서다'의 동음이의어를 진료실에서 많이 사용하게 된다. '스구, 안스구', '스구, 죽구', '되구, 안되구' 등 치명적인 단어가 난무하는 진료실이 성 상담실이다.

## 여자의 입 - 용서하다(容恕)

'같을 여(如)' 자는 '같게 하다, 따르다'라는 뜻이다. 如 자는 女(여자 여)와 口(입 구)가 결합된 모습이다. 여기서 口 자는 사람의 입을 그린 것으로 '말'을 뜻한다. 如 자는 여자가 남자의 말에 순종하는 부권중심 전통사회의 소산이다. 원래의 의미는 '순종하다'였고 여자(女子)가 남의 말에 잘 따르니 '말이 같다'라는 뜻으로 '~와 같다'라는 뜻으로 쓰인다.

용서할 서(恕)는 '용서하다, 동정하다'라는 뜻이다. 恕 자는 如 (같을 여)와 心(마음 심)이 결합된 모습이다. 如 자는 남자의 말에 순종하는 여자를 그린 것이지만 '~와 같다'라는 뜻이니 여기에 心 자가 결합된 恕 자는 '마음(心)과 마음(心)을 같게(如) 하는 것'이라는 뜻으로 만들어졌다. 마음을 같게 한다는 것은 평정심을 유지한다는 뜻이다. 그래서 恕 자는 평정심을 유지하며 너그러운 마음을 갖는다는 의미에서 '용서하다, 인자하다, 남의 처지에서 동정(同情)하는 마음'이라는 뜻이 되었다.

치명적인 '스구, 죽구' 환자와 상담하는 성의학 진료실에서 세월이 지나며 절실히 함께 해야 할 글자를 써본다면 '용서하다, 동정하다'라는 뜻의 '서(恕)'를 꼽는다. '마음(心)과 마음(心)을 같게(如) 하는 것'이 상담자와의 공감의 시작이기 때문이다.

## 전가복 - 가족사진

중화요리집에서 '전가복'이라는 메뉴를 전복, 가자미, 복어가 들어간 고급 해산물 요리쯤으로 생각한다면 큰 오산이다. 해삼, 오징어 등의 해산물과 닭고기, 돼지고기 등의 육류, 그리고 버섯, 당근 등의 채소를 넣어 볶은 최고급 요리로 그 음식점에서 가장 비싼 요리인 경우가 많다.

새해를 맞아 온 가족이 한 명도 빠짐없이 모여 찍는 가족사진을 '전가복(全家福)'이라고 부르고 그렇게 '온 가족이 모였을 때 특별히 함께 하는 명절의 주요 잔치 음식, 온 가족이 화목하게 복을 기원하며 먹는 음식'이라는 뜻이다.

진시황이 유학자의 학문과 사상을 온갖 방법으로 탄압한 분서갱유 사건 당시 주현(朱賢)은 운좋게 살아남아 필사적으로 피신해 산속 동굴에서 숨어 지냈다. 진시황이 죽고 아들 호해(胡亥)가 제위에 오르자 주현도 집으로 돌아갔다. 하지만 집에 도착한 그를 기다리는 것은 허물어진 담벼락뿐이었다. 1년 전 큰 홍수에 가족이 피난을 가버린 데 상심해 죽을 생각으로 강물에 뛰어들었다. 때마침 지나가던 어부가 그를 구해주었고 주현은 자신의 불행한 처지를 어부에게 털어놓았다. 그랬더니 어부는 작년 홍수 때 주(朱) 씨 성의 한 소년을 구해준 적이 있다고 했고 주현은 그의 거처를 찾아 아들을 찾았다.

반 년이 지난 어느 날 길가에서 물고기를 팔고 있던 주현은 지나가는 사람들 속에서 자신의 아내를 발견했다. 뜻밖의 상봉에 둘은 기뻐 어쩔 줄 몰랐다. 마을사람들을 불러 잔치를 열었는데 초대를 받은 어부는 주현 일가를 위해 솜씨 좋은 요리사를 초빙했다. 그때 주현 일가를 축복하며 산해진미 좋은 재료로 심

231

혈을 기울여 만든 요리가 '전가복(全家福)'으로 '온 가족이 모여 행복하다'라는 뜻이 되었다.

중국에서는 1960년대부터 전통 한자를 간체자(簡體字)로 개혁해 글자를 간략히 고쳐 사용하고 영어 알파벳으로 발음기호인 병음으로 자판을 이용해 글자를 입력한다. 전통적으로 써오던 한자는 번체자(繁體字)로 우리가 사용하는 한자다.

우리가 쓰는 '사랑 애(愛)' 자는 爫(손톱 조)와 冖(덮을 멱), 心(마음 심), 夊(천천히 걸을 쇠)가 결합된, 손으로 심장을 감싼 모습이다. 하지만 처음에는 사람의 가슴 부위에 심장을 그린 형상의 글자로 '사랑하다'를 표현했다가 나중에 모양이 변해 손으로 심장을 감싼 형태가 되었다. 그런데 중국의 간체자는 '爱'라고 쓰고 心(마음 심)을 없애고 友(벗 우)로 바꿔버렸다. 공산화 이후 사랑의 마음도 '동지, 친구'로 바뀌어야만 했는지 안타까운 생각이 든다.

글자 개혁은 그쪽 사정이고 애인(愛人) 이야기를 하려고 한다. 성 상담 진료실의 성 상대자의 호칭으로 40대까지는 '여친'이 더 흔하고 50대부터는 '애인(愛人)'이 더 많다. 지난 심인성 발기부전 상담 칼럼에서 'It's not my wife!' 열 번 외치기 주문에 '혼외정사' 건배사를 소개한 적이 있다. '혼자/ 외로워하지 말고/

정을 나누고/ 사랑을 나누자!' 성 상대자의 표현은 다양하지만 기혼자에게 애인이라도 생기면 마치 외도처럼 여겨진다. 사회주의 국가 중국에서 '애인(爱人)'은 '남편'이나 '아내'를 뜻한다. 외도와는 전혀 상관없다. 글자가 다른 만큼 의미도 다르다고 해야 할까?

성의학의 '일으켜 세우는' 비뇨기과 의사의 직업정신과 상형 한자들의 일으켜 세우는 조자 원리의 재미있는 이야기 끝에 '육서' 중 '가차(假借)' 자가 있다. 흔히 콜라(Cola: 可乐)를 예시한다. '즐거움이 가능하다'라는 의미이면서 발음도 같은(크어르어) 글자를 사용하는 재미가 있다. 많은 외래어를 다 '가차(假借)' 자로 만들어내는 것이 신기하지만 그중 가장 인상적인 '가차(假借)' 자는 유머(Humor)다. '깊은 침묵' 幽默(요우모어)라는 두 글자로 유머를 음역(音譯)했는데 생각할수록 유머라는 의미를 '깊은 침묵'으로 표현하는 것이 나를 침묵하게 만들었다.

'반반치킨(半半炸鸡: 반반자지)'의 발음이 재미있다고 웃기 시작한 중국어, 한자 이야기는 꼬리에 꼬리를 문다. 새로운 단어를 찾아보고 내포된 의미를 느낄수록 깊이 침묵하게 만들면서도 흥미를 돋운다. 마찬가지로 꼬리에 꼬리를 무는 성 상담을 통해 '성적 행동의 색깔 교감'에서 느낀 점을 모아 정리하고 또 한 권의 책

『당신은 어떤 색깔입니까?』를 엮어보게 되었다. 낙심한 환자와의 눈높이 상담에 최선을 다하고 정성을 다해 공감하는 과정을 통해 나의 '색깔있는 비뇨기과'에서 만난 환자들의 이야기다.

서로 다른 다양한 색깔의 뜻을 상황에 맞게 적용해 환자들의 '최애(最愛)' 색과 최대한 교감하다 보니 어느새 필자는 연장자그룹의 의사가 되었다. 하루하루 '색(色)'의 사전적인 세 가지 뜻이 교차하는 '색깔있는 비뇨기과'에서의 느낌은 색채학자들이 오랜 연구 결과 밝혀낸 성격의 특징처럼 성적 성격이 성숙하는 데 도움이 되도록 환자와 계속 공감하고 싶다. '용서할 서(恕)' 자의 '마음(心)과 마음(心)을 같게(如) 하는 것'처럼 말이다. 환자와 함께 하는 나의 속도는 '천천히 서두르기(Festina lente)'로 했다. 성의학적 교훈 '속도조절'을 환자에게 당부하면서.

'성적 성숙은 성급히 서두르면 일이 성사되기 어렵고 너무 잘하려고 하면 일을 오히려 망치기 때문이다.'

'속도조절'을 위한 성의학 계명: 욕심이 과해 일을 망치지 않도록 전하는 메시지
욕속부달 욕교반졸[欲速不達 欲巧反拙]: 성급히 서두르면 성사되기 어렵고 너무 잘하려고 하면 일을 오히려 망친다.

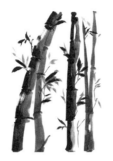

欲速不達

# 후기

'빛 색(色)' 자에 있는 '얼굴빛'이나 '정욕', '색채'라는 뜻도 사실 성관계를 맺으며 붉게 달아오른 얼굴빛에서 유래한 것이다. 성적 감정이나 흥분으로 감정이 격해지면 '얼굴색이 붉게 변하는 것'을 표출한 것이며 색(色)이 독립문자로 쓰이면 '얼굴 빛깔, 성행위'라는 의미에서 나아가 '색채, 용모'로 확장되어 쓰인다. 色에 '빛'이나 '안색'은 물론 好色(호색)이나 色骨(색골) 등과 같이 '성(性)'의 의미에 대한 이야기로 이 책을 열었다.

호색불음(好色不淫)은 '여색을 좋아하지만 음란하진 않다'라는 뜻으로 정도(定度)를 넘지 않는 기본적인 가치를 의미한다. 성적 가치관이 혼란스러운 이들에게 처음부터 강조하는 메시지다.

성 상담의 ABC인 ① 심리적 불안, ② 야동중독, ③ 특이자위, ④ 오르가즘의 물리적 압력과다 등의 정보를 얻고 심층 성 상담 '성적 발달 점검 4항목'인 ① 강박적인 성 자극이나 야동, ② 데스 그립, 특이자위, ③ 부적절한 성적 공상이나 환상, ④ 성적 발달, 가치관의 성숙도까지 평가해보면 성 에너지의 과도한 소비의 문제점이나 극단적인 성행동으로 가치관이 무너진 환자를 발견한다.

2020년 서울시민의 성생활 조사 결과, 섹스리스는 36%였다. 여성(43%)이 남성(29%)보다 많았다. 성관계를 갖지 않은 남성의 절반 이상은 '파트너가 없어서'라고 답했고 여성의 절반 이상은 '흥미가 없어서'라고 답했다. 남성은 '못'하고 여성은 '안'한다. 특히 20대가 60대만큼 섹스리스였다. 진료실에서 섹스리스 고민을 상담하면 부부문제의 원인이 되거나 반대로 부부문제의 결과가 되기도 한다는 뜻이다. 이혼 사유 중 1위라는 성격차이는 알고 보면 성적 차이라는 사실이 드러난다.

『당신은 어떤 색깔입니까?』의 색깔있는 성 상담은 약물학에 의존하는 혈관 확장과 물리적 혈류개선제의 강직도를 일으켜 세우는 가시적인 현상의 속옷을 두 번 벗긴다. 기능장애의 원인이나 결과가 될 수 있는 자신만의 오르가즘 만족을 탐색하는 과정이다.

오르가즘에 만족하려면 '오만불손'하지 말고 '오만방자하라' 라는 성의학 계명을 전하며 금욕과 절제를 권해야 하는 지루증 환자와의 장기간 감각 집중훈련은 시간과 노력을 함께 하는 어려운 과정이다. 성의학적 교훈인 '속도조절'을 환자에게 당부하면서 '성적 성숙은 서두르면 일이 성사되기 어렵고 너무 잘하려고 하면 오히려 망친다'라고 충고하게 된다.

'영웅은 여색(女色)을 좋아한다'라는 '영웅호색(英雄好色)'은 선정적으로 들리지만 사실 '여색을 좋아하지만 음란하진 않다'라는 뜻으로 정도를 넘지 않는 기본적인 가치를 지킨다는 의미의 '호색불음(好色不淫)'의 균형이 성 상담의 바탕이다. 그리고 그것이 원래 색(色)의 의미이니 영웅본색(英雄本色)이라고 할 만하다. 영화 '영웅본색'의 영어 제목은 'A Better Tomorrow'로 내일의 더 나은 성 기능을 암시하고 있다.

성의학 진료실에서 상담하며 함께 해야 할 글자를 써본다면 '용서하다, 동정하다'라는 뜻의 '서(恕)' 자를 꼽는다. '마음(心)과 마음(心)을 같게(如) 하는 것'이 상담자와의 공감의 시작이기 때문이다. 코로나 팬데믹을 극복하고 마스크를 벗어 안색을 살펴가며 '당신은 어떤 색깔입니까?'의 공감대를 넓혀가는 꿈을 가져본다.